DE
L'INNOCUITÉ DU SEIGLE ERGOTÉ

quand il est administré à propos;

De son efficacité pour accélérer l'accouchement, en cas d'inertie utérine,

ET POUR SAUVER LA VIE DU FOETUS,

quand elle est menacée par l'excès de lenteur de l'enfantement;

DEUXIÈME LETTRE

ADRESSÉE, LE 20 OCTOBRE 1857, A L'ACADÉMIE IMPÉRIALE DE MÉDECINE DE PARIS;

PAR

Le Docteur A.-T. CHRESTIEN

PROFESSEUR-AGRÉGÉ DE LA FACULTÉ DE MÉDECINE DE MONTPELLIER

et suivie

1° D'un Rapport fait par M. DANYAU, dans la séance du 24 mai 1859 ;
2° D'une troisième Lettre de l'Auteur au sujet de ce Rapport;
3° De quelques réflexions suggérées par le silence du *Bulletin* de l'Académie,
à l'égard de cette troisième Lettre,
dont il n'a même pas été fait mention dans le procès-verbal des séances.

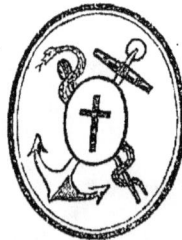

MONTPELLIER

BOEHM ET FILS, IMPR. DE L'ACADÉMIE, PLACE DE L'OBSERVATOIRE

1860

DEUXIÈME LETTRE

A L'ACADÉMIE IMPÉRIALE DE MÉDECINE DE PARIS

SUR

L'INNOCUITÉ DU SEIGLE ERGOTÉ

quand il est adminitré à propos

Sur son efficacité pour accélérer l'accouchement, en cas d'inertie utérine

ET POUR SAUVER LA VIE DU FŒTUS

quand elle est menacée par l'excès de lenteur du travail de l'enfantement ;

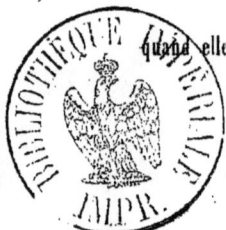

PAR

A.-T. CHRESTIEN

Docteur et Professeur-Agrégé à la Faculté de Médecine de Montpellier ; ex-Chirurgien
de la Marine royale ; Membre fondateur du Conseil de santé d'Oran ; Membre
des Sociétés de médecine pratique de Paris et de Montpellier, des Sociétés médicales de Dijon, de Chambéry et du canton de Genève, des Sociétés impériales
de médecine de Bordeaux, Marseille, Lyon, Nimes et Alger, de la Société des
sciences médicales de la Moselle, de la Société des sciences médicales et natu-
relles de Bruxelles, de l'Académie de médecine et de chirurgie de Madrid, de
l'Académie royale de Savoie, de la Société physico-médicale d'Erlangen.

MONTPELLIER

BOËHM, IMPRIMEUR DE L'ACADÉMIE, PLACE DE L'OBSERVATOIRE

1859

1860

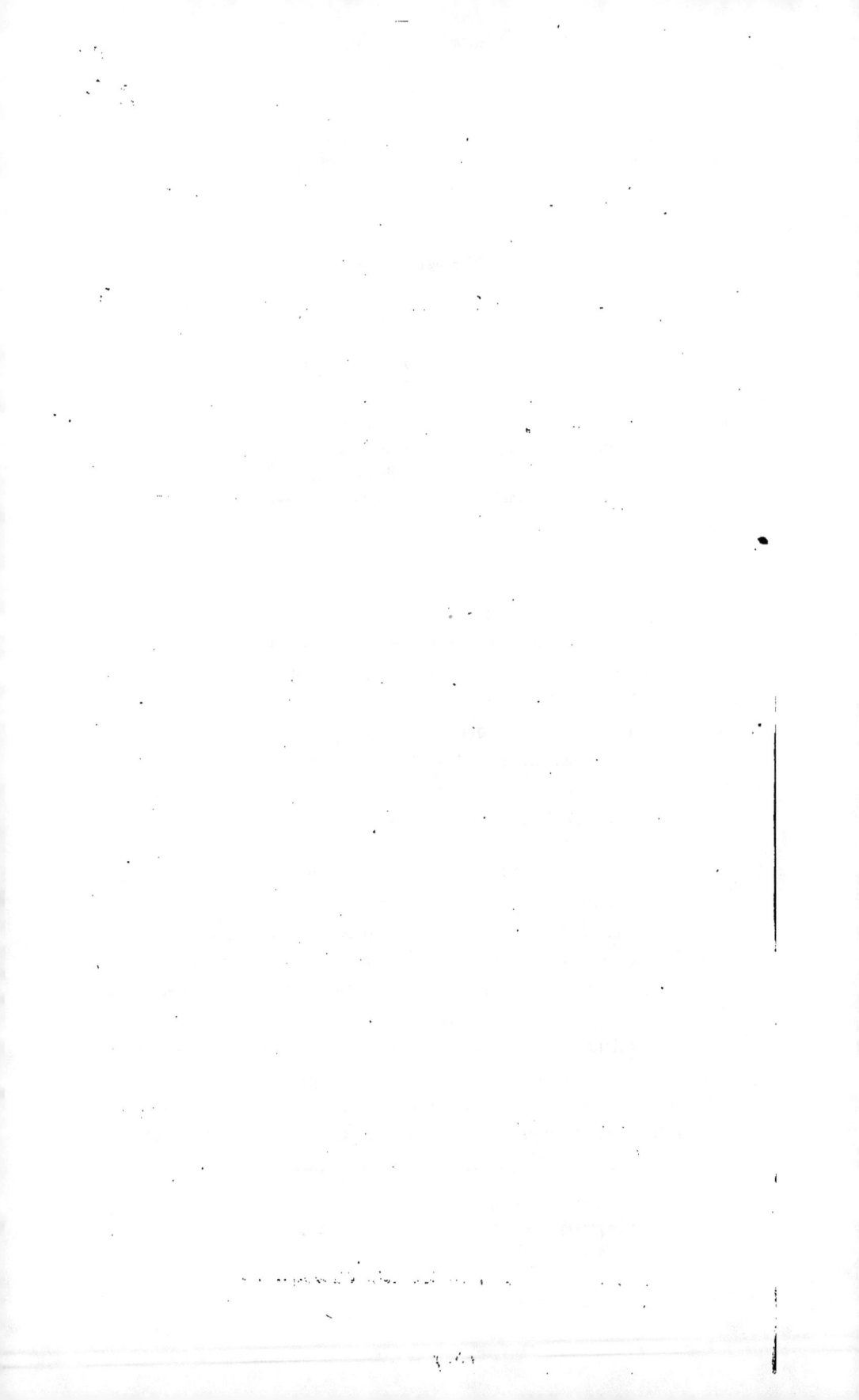

2ᵉ Lettre à l'Académie impériale de Médecine de Paris

SUR

L'INNOCUITÉ DU SEIGLE ERGOTÉ

quand il est administré à propos ;
sur son efficacité pour accélérer l'accouchement, en cas d'inertie utérine ; et pour
sauver la vie du fœtus,
quand elle est menacée par l'excès de lenteur du travail de l'enfantement.

MESSIEURS,

Le 1ᵉʳ mars 1851, j'eus l'honneur de vous adresser une série de dix-neuf observations ou histoires d'accouchement, ayant pour but de démontrer l'innocuité et même les avantages du *seigle ergoté*, quand il est administré à propos.

Vous voulûtes bien nommer une Commission, que vous chargeâtes d'apprécier mon travail ; et, dans votre séance du 18 octobre 1853, le rapport de cette Commission vous fut présenté par M. Danyau.

L'honorable Rapporteur me reprocha d'abord d'avoir omis d'indiquer dans six de mes quinze premières observations, c'est-à-dire dans la *catégorie des cas où le seigle ergoté a produit et plus ou moins accéléré l'expulsion de l'enfant*, si les femmes étaient primipares ou si elles avaient été déjà mères. Or, ce reproche était d'autant plus fondé, que, dans le préambule de mon travail, j'avais signalé pour la combattre l'assertion émise par le professeur Moreau[1], par M. Chailly[2] et autres, que la primiparité est une contre-indication à l'emploi du seigle ergoté. Je dois donc réparer cette omission, et déclarer que les sujets de mes observations IX, XI, XII et XIII étaient primipares. Il résultera de cette réparation d'oubli que le nombre des primipares auxquelles j'ai administré le seigle ergoté a été de neuf, et que sur ces neuf primipares une

---

[1] *Bulletin de l'Académie nationale de médecine*, tom. XVI, pag. 24.
[2] *Traité pratique de l'art des accouchements*, pag. 323.

seule est accouchée d'un enfant mort; que celui d'une autre a succombé au bout de quelques jours.

Le second reproche que M. le Rapporteur m'adressa, fut d'avoir dit que « l'administration du seigle ergoté est exempte de dangers quand il » y a dilatation *suffisante* du col utérin. » C'est là, dit M. le Rapporteur, un terme un peu vague. Tout en reconnaissant l'exactitude rigoureuse de ce second reproche, je crois cependant qu'il est peu grave, attendu que les différents degrés de dilatation assignés au col de l'*utérus* par les accoucheurs n'ont jamais été mesurés, à ma connaissance du moins, avec un instrument, et que la comparaison qui en est faite avec la circonférence de diverses pièces de monnaie est purement approximative. Quant aux cinq ou six observations dans lesquelles M. le Rapporteur fit observer que j'avais complètement passé sous silence ce fait important du degré de la dilatation où s'est trouvé le col utérin, quand j'ai administré le seigle ergoté, je ne puis m'expliquer cet oubli que par la préoccupation où j'étais, en écrivant, de la certitude de n'avoir jamais administré le seigle sans que l'état du col utérin me l'eût permis.

Un troisième reproche a été d'avoir encore six ou sept fois omis d'indiquer, d'une manière exacte, le temps écoulé entre l'administration de l'ergot et la terminaison de l'accouchement; mais ces observations où, ayant négligé de consulter ma montre, je n'ai indiqué ces intervalles qu'en termes généraux et vagues, ces observations, dis-je, n'ont pas moins démontré *sans réplique* la puissance du seigle ergoté à M. le Rapporteur, qui, en quatrième lieu, m'a reproché de n'avoir pas mentionné avec soin le caractère des contractions utérines mises en jeu par le seigle ergoté.

C'est ici que le rapport de M. Danyau prend de l'animation; et que, à l'aide des deux faits par moi invoqués pour prouver que, si le seigle ergoté avait été administré plus tôt, les enfants ne seraient probablement pas morts, l'un en naissant et l'autre peu de jours après sa naissance, M. le Rapporteur émet l'opinion contraire, savoir : « que le seigle er- » goté a eu tout au moins une part, une grande part, dans le fâcheux » résultat qui a suivi son emploi. » Cette opinion une fois émise, M. le Rapporteur conclut que, si mes quinze observations ne peuvent pas servir à faire le procès au seigle ergoté, elles sont loin de m'autoriser à proclamer l'innocuité de cette substance.

Quant aux quatre cas dans lesquels j'avais avoué l'insuffisance d'action du seigle ergoté pour l'expulsion du fœtus, et dit que j'avais été obligé d'appliquer le forceps, je ne comprends pas pourquoi M. le Rapporteur avança que *deux fois* l'enfant a été extrait mort, puisque dans la discussion à laquelle il voulut bien se livrer à propos de ma XVIIe observation, M. Danyau répéta, après moi, que l'enfant fut extrait *dans un état de mort apparente ; que, par des soins bien entendus, il fut rappelé à la vie, mais qu'il succomba le quatrième jour. M. le Rapporteur serait-il aussi prévenu contre l'action du seigle ergoté qu'il me dit, et avec une très-grande raison, convaincu de son heureuse efficacité? Le soin qu'il a d'insister sur le mot *terribles*, que j'ai eu la franchise d'employer pour caractériser les contractions utérines consécutives à l'emploi du seigle, et la supposition gratuite à laquelle il se livre en admettant que l'application du forceps a été facile, alors que je ne m'étais pas du tout expliqué à cet égard, permettent de le croire, ce me semble.

Toutefois, l'Académie ayant adopté le rapport de M. Danyau, de qui l'autorité scientifique est d'un très-grand poids, à mes yeux, j'ai dû tenir compte des différents reproches qui furent faits à mon travail, et croire que je m'étais, en effet, *trop hâté de trancher* une question que le monde médical et l'Académie elle-même regardent comme très-importante, question que le docteur Millot, dont vous couronnâtes le mémoire dans votre séance publique et annuelle du 14 décembre 1852, a résolue dans le même sens que moi.

Conséquemment, je dus attendre de nouveaux faits et les observer avec plus de soin ; je dus revoir avec attention ceux que j'avais déjà consignés dans mes notes depuis le 1er mars 1851, et les rédiger avec une attention plus minutieuse ; je dus relire beaucoup de recueils d'observations obstétricales ; je dus enfin rechercher toutes les occasions de connaître l'opinion de ceux de mes confrères avec lesquels je suis en rapport ordinaire et qui s'occupent le plus d'accouchements, sur la question soulevée par M. le préfet de la Seine, savoir : si le seigle ergoté est la cause de la progression toujours croissante des enfants mortsnés, ou bien si cette progression toujours croissante est due principalement à la plus grande exactitude avec laquelle sont tenus aujourd'hui les registres de l'état civil, comme le pense M. Villermé [1].

Cette nouvelle étude a demandé du temps ; voilà pourquoi je n'ai l'honneur de vous la soumettre qu'aujourd'hui.

---

[1] *Bulletin de l'Académie nationale de médecine*, tom. XVI, pag. 26.

CATÉGORIE DES CAS OÙ LE SEIGLE ERGOTÉ A ÉVIDEMMENT ACCÉLÉRÉ
L'EXPULSION DE L'ENFANT.

PREMIÈRE OBSERVATION.

Appelé, le 24 avril 1851, à deux heures du matin, dans la maison
de M. Saurel, rue du Cheval-Vert, n° 11, auprès de la femme A……,
bouchère, âgée de 24 ans, primipare et parvenue au dernier terme de
sa grossesse, j'appris que cette femme, bien charpentée et bien musclée
d'ailleurs, avait les maux depuis plus de dix-huit heures ; mais que les
vives douleurs qu'elle éprouvait ne se faisaient ressentir que vers la
région lombo-sacrée, et fort peu dans le petit bassin. Cependant elle pré-
tendait ne pouvoir pas éviter d'accoucher par des douleurs aussi intolérables, et les personnes qui étaient auprès d'elle l'entretenaient dans
l'espoir d'une prochaine délivrance. Je dus donc pratiquer le *toucher* ;
et, constatant que le col utérin était trop peu dilaté pour qu'il en fût
ainsi, attendu que le bout de mon doigt explorateur ne pouvait pas s'y
engager, j'allai me coucher, après avoir toutefois rassuré la femme A…
sur la bonne présentation de son enfant, dont j'avais bien reconnu la tête
à travers les parois du fond du vagin.

Étant retourné auprès de cette femme à sept heures, je trouvai le
col parfaitement dilaté et une poche amniotique aussi volumineuse que
la tête d'un fœtus à terme. Aussi eus-je de la peine, même en profitant
des longs intervalles qui séparaient les unes des autres les contractions
utérines, à confirmer mon diagnostic d'une présentation de la tête ; celle-
ci étant d'ailleurs fort haut placée.

Après avoir observé un peu la marche du travail, que la femme A…
trouvait naturellement trop long, et au bout duquel elle craignait de
ne pouvoir pas atteindre, je me décidai à percer la poche des eaux, et
j'eus la satisfaction de voir que la tête s'engagea bientôt dans le petit
bassin et se présenta au détroit périnéal, de manière à faire espérer
qu'elle allait le franchir d'un moment à l'autre. L'occiput, en effet,
correspondait directement à l'arcade pubienne, et le cuir chevelu de
l'enfant apparaissait de temps à autre à la vulve ; mais le tout dispa-
raissait bientôt après, et cette alternative jetait la femme A…. dans un
désespoir cruel.

Quoique l'auscultation ne me suggérât aucune inquiétude sur la vie
du fœtus, le découragement de la mère était tel, ses forces étaient
tellement épuisées, l'inertie de la matrice était si évidente par la
prolongation toujours croissante des intervalles qui séparaient les contractions utérines, que je vis indication à venir en aide à la nature,
pour ne pas laisser la femme A…. souffrir en pure perte et durant

un temps indéterminé, soit en appliquant le forceps, soit en administrant le seigle ergoté. Ce dernier me paraissant préférable, quoique moins propre à faire valoir l'habileté de l'accoucheur, j'administrai 50 centigrammes de seigle, à huit heures, et deux autres doses semblables, à un quart d'heure d'intervalle l'une de l'autre. Soudain les contractions utérines se ranimèrent à tel point qu'elles se succédèrent presque sans interruption. Aussi, longtemps arc-bouté contre l'arcade des pubis, qu'il ne pouvait franchir, parce que les deux bosses pariétales étaient sur un même plan, sans pouvoir s'incliner l'une plus que l'autre, l'occiput se dégagea avant neuf heures, sans se reporter plus tard vers une des cuisses de la mère, ce qui constitue le temps de *restitution* de Baudelocque, ou la *rotation extérieure* de Gerdy; et les épaules se présentèrent transversalement. Il fallut que j'engageasse ma main droite dans l'excavation pelvienne, et que j'allasse y saisir l'aisselle gauche du fœtus pour porter en arrière l'épaule de ce côté; et, après avoir placé les deux épaules dans une situation antéro-postérieure, je fus encore obligé d'exercer des tractions sur le tronc de l'enfant, du sexe féminin, qui ne se fit entendre qu'après son extraction complète hors de la matrice.

La circonférence occipito-frontale était de 36 centimètres et sa longueur totale, du bregma aux talons, de 56.

La sortie du placenta eut lieu spontanément, peu de temps après.

Les suites de couches furent des plus heureuses pour la mère et pour l'enfant, qui continue à jouir d'une très-bonne santé.

OBSERVATION II.

Le 10 juin 1851, à six heures du matin, M. D..., capitaine adjudant-major au 35e de ligne, vint me prier d'aller auprès de sa femme, jeune primipare dont la grossesse avait exigé des soins assidus, depuis le 8 janvier, soit par les vomissements, soit par l'insomnie qui l'accompagnèrent, et m'avaient fait craindre plusieurs fois avortement ou accouchement prématuré.

Je trouvai le col utérin entièrement effacé, la dilatation égale en circonférence à l'une de nos plus grandes pièces de monnaie, et une présentation du sommet de la tête. Ces trois circonstances me permirent de rassurer Mme D..., qui était on ne peut plus fatiguée par les contractions utérines et les nausées, ou même les vomissements auxquels elle était en proie de temps à autre, et dont une potion antispasmodique fit bientôt justice.

Mais la position de la tête du fœtus n'était pas de celles qui promettent un accouchement prompt ni même toujours spontané. En effet, l'occiput correspondait à la symphyse sacro-iliaque gauche, et avait à parcourir toute l'étendue de la région postérieure du bassin ; la bosse coronale gauche était derrière les pubis, et la bosse pariétale droite à peu près au centre du petit bassin. Or, les efforts d'expulsion ne se succédant qu'à des intervalles éloignés souvent de dix minutes, et la résistance du périnée s'opposant à la sortie, qui paraissait quelquefois avoir lieu, de la tête de l'enfant, dont le cuir chevelu se présentait tout plissé à la vulve, je crus prudent, soit pour la mère, soit pour l'enfant, dont les battements cardiaques étaient pourtant révélés par l'auscultation, de ne pas prolonger plus longtemps un travail qui pourrait devenir funeste, soit pour l'un soit pour l'autre, et peut-être pour tous les deux. Il y avait encore là indication du forceps ou du seigle. Je préférai celui-ci; et, ayant commencé à dix heures et demie l'administration de cette substance, à la dose de 50 centigrammes, de dix en dix minutes, à l'inertie de la matrice succédèrent des contractions utérines si vives et si rapprochées, qu'à onze heures et cinq minutes l'accouchement avait lieu, la face regardant en haut vers la cuisse droite de la mère.

L'enfant, du sexe masculin, naquit avec une tuméfaction très-prononcée aux téguments qui recouvraient la bosse pariétale gauche, qui s'était si souvent présentée entre les grandes lèvres, et il ne donna signe de vie qu'après que j'eus fait couler quelques cuillerées de sang par le cordon ombilical, dont je différai tout exprès la ligature.

La circonférence occipito-frontale de cet enfant était de 51 centimètres, et la longueur totale, de la tête aux pieds, en présentait 49.

Mme D... n'ayant pas uriné de toute la journée, je pratiquai le cathétérisme, et j'obtins une grande quantité d'urine, ce qui la débarrassa d'une anxiété qu'elle ne pouvait pas s'expliquer. A dater de ce moment, la mère et l'enfant ont été bien.

OBSERVATION III.

Mlle Marie-Olympe L..., née à Paris le 25 août 1824, vint cacher à Montpellier une grossesse qui était le résultat d'une faute, et je fus appelé d'abord pour des vomissements opiniâtres qui l'incommodaient.

La poudre de colombo mêlée au carbonate de chaux m'ayant fait obtenir dans ce cas le succès que j'en obtiens ordinairement, la grossesse, qui était déjà au septième mois, ne présenta plus aucune entrave; et, le 4 avril 1852, M. C... vint m'appeler à cinq heures du matin, pour me rendre en toute hâte auprès d'elle. Je trouvai, en effet, l'orifice utérin aussi dilaté que possible, et la poche des eaux venait de se percer; mais le pavillon de l'oreille droite se présentant dans l'excavation pelvienne, je me hâtai de soulever la tête du fœtus, et je parvins à la redresser un peu, en profitant des efforts d'expulsion, pendant lesquels tantôt mon *index* et tantôt mon pouce de la main droite, fortement appliqué contre la symphyse pubienne, empêchait le pariétal droit de descendre et obligeait le gauche à s'engager d'autant. Malgré cet heureux résultat, auquel je n'osais réellement pas m'attendre quand je le tentai, la position occipito-cotyloïdienne droite n'était pas entièrement franchie; aussi, les efforts d'expulsion auxquels la patiente se livra jusqu'à sept heures furent-ils suivis d'une inertie complète de matric-; et Mlle L..., découragée, profita d'une courte absence de M. C... pour m'avouer qu'elle avait précédemment fait un enfant à Marseille, et qu'on avait été obligé de le lui extraire par le forceps, instrument auquel elle ne pouvait penser qu'avec horreur. Force fut donc bien de recourir au seigle ergoté; car, malgré quatre heures d'une expectation qui ne fut pas tout à fait oisive, et pendant lesquelles je cherchai à réveiller les contractions utérines en ranimant les forces générales à l'aide d'un peu de bouillon et de café, Mlle L..., qui ressentait dans la région lombaire des douleurs gravatives et intolérables, ne se livrait que de loin en loin à des efforts d'expulsion. Les battements cardiaques du fœtus ne se percevaient que faiblement par l'auscultation, et la compression que sa tête exerçait sur le conduit vulvo-utérin pouvait avoir des résultats fâcheux pour la mère.

Administrés à onze heures, dans une cuillerée d'eau sucrée, 50 centigrammes de seigle ergoté produisirent presque immédiatement leur effet, qui s'accrut énormément par une seconde et pareille dose, donnée un quart d'heure après. Les efforts d'expulsion devinrent, en effet, si rapprochés et si vifs, que la voûte du crâne du fœtus parut plusieurs fois à la vulve, ce qui ayant été constaté par la mère elle-même, à l'aide d'une de ses mains, que je dirigeai, lui donna du courage. Aussi fus-je obligé de l'engager à ne pas exagérer ses efforts, et dus-je soutenir le périnée avec soin, pour en éviter la déchirure, qui avait eu lieu déjà lors du premier accouchement fait à Marseille. Toutes ces précautions étant bien observées, j'administrai une troisième dose de 50 centigr. de seigle ergoté, à onze heures et demie; et, bien avant midi, était né un enfant mâle, bien conformé, que sa mère a nourri de son lait, et que le père protége de ses prières, car depuis lors il est entré dans un séminaire, et ne m'a plus donné de ses nouvelles.

OBSERVATION IV.

La femme du sieur R... .., maçon, logée sur la place du Sauvage, me fit appeler, le 21 avril 1855, à deux heures de la nuit, pour l'accoucher, attendu qu'elle craignait de n'avoir pas la force d'accoucher spontanément, avec la simple assistance d'une sage-femme. Elle avait, en effet, été atteinte, six mois auparavant, d'une métrorrhagie d'abord négligée, et pour laquelle, consulté enfin, j'avais prescrit des astringents, des béchiques, des analeptiques et du repos. Cette métrorrhagie avait beaucoup affaibli la femme R........, dont la taille était haute, mais dont la constitution était frêle. La grossesse avait beaucoup fatigué cette femme, à teint pâle, et qui avait déjà connu trois fois les douleurs de l'enfantement. Aussi, le travail étant établi depuis plus de douze heures par de petites douleurs qui étaient plus sensibles à la région lombaire que vers la vulve, l'orifice utérin étant d'ailleurs dilaté dans les limites les plus étendues, sans rigidité aucune, je crus prudent de ne pas laisser plus longtemps la patiente en proie aux pressentiments qui assiégeaient son esprit et qui auraient bien pu se réaliser enfin ; car, la suture lambdoïde de la tête du fœtus étant bien distinctement à gauche et en arrière, la position était évidemment fronto-pubienne. Je n'hésitai donc pas, après m'être bien assuré de toutes ces choses et de l'inertie de l'*utérus*, à administrer le seigle ergoté par doses de 50 centigr. de dix minutes en dix minutes, dans une cuillerée de café. Mais les contractions utérines étant devenues très-énergiques presque immédiatement après l'administration de la première dose, qui avait eu lieu à trois heures et trois quarts, je crus devoir ménager l'ensemble de l'économie de cette femme faible et excessivement irritable. Je recourus donc à l'anesthésie, que j'emploie assez fréquemment, concurremment avec le seigle ; et, tout en lui faisant avaler trois autres doses de seigle ergoté, je faisais tenir sous son nez et devant sa bouche quelques grammes de chloroforme répandus sur les plis d'un mouchoir. Par la combinaison de ces deux moyens thérapeutiques, l'accouchement eut lieu, on ne peut plus heureusement, à quatre heures et trente-cinq minutes du matin, au milieu des efforts d'expulsion les plus violents, mais dont la femme R...... n'avait déjà plus aucun souvenir quand on lui présenta, plein de vie, son enfant, qui était un assez gros garçon.

OBSERVATION V.

M. T....., employé à l'économat du collége de Montpellier, vint me prier, le 2 juin 1854, à trois heures de l'après-midi, d'accourir auprès de sa femme, qui était en proie aux douleurs de l'enfantement depuis une douzaine d'heures, et que l'on croyait enfin sur le point d'accoucher. Mais quelle ne fut par ma surprise lorsque, rendu auprès de Mme T .., jeune primipare, à petite taille, à chairs fermes, bien conformée d'ailleurs, et voulant pratiquer le *toucher*, pour constater l'état des choses, je fus arrêté par l'*hymen*, qui régnait encore dans toute l'étendue de la vulve, si ce n'est un peu en arrière ! je fus donc obligé d'inciser cette membrane et de dilater le vagin, au haut duquel l'extrémité unguéale de mon *index* droit sentait saillir la poche amniotique. Cette dilatation du conduit vulvo-utérin nécessita beaucoup de ménagements ; car chaque fois que j'y procédais, avec le seul secours de mes doigts enduits d'un corps gras, Mme T... accusait de vives souffrances. Aussi ne fut-ce qu'à cinq heures que l'orifice vulvaire me parut en harmonie de dilatation avec l'orifice utérin, dont la circonférence était égale à celle des anciennes pièces de trois francs. Alors seulement je pus bien constater la présentation de l'enfant, qui venait par le sommet de la tête, en position occipito-cotyloïdienne gauche. La *primiparité* et l'embonpoint de Mme T..., âgée de 22 ans, ainsi que le peu d'extension de son périnée étaient donc les seules causes de la lenteur avec laquelle la tête du fœtus s'était engagée au fond de l'excavation pelvienne, et y exécutait son mouvement de rotation. Mais l'explication de ces circonstances ne contentait pas Mme T..., dont les contractions utérines, vives et rapprochées, de deux à quatre heures, ne se réveillaient plus depuis lors qu'à des intervalles plus ou moins éloignés. Au reste, le sort de l'enfant me préoccupait ; car, autant j'avais distinctement perçu le bruit appelé *souffle placentaire*, autant j'avais cherché en vain les battements cardiaques. Je crus donc opportun de céder à l'impatience de la jeune dame et de toute sa famille ; et, dès six heures précises, j'administrai deux grammes de seigle ergoté, en quatre doses égales, à dix minutes d'intervalle. L'action de cet agent pharmaceutique fut prompte et énergique, car les contractions utérines se ranimèrent dès la première dose et se succédèrent sans interruption. La face de la patiente s'anima, tout son corps se couvrit de sueur par suite des efforts d'expulsion. La tête du fœtus s'engagea de plus en plus ; l'occiput vint arc-bouter contre l'arcade pubienne ; le cuir chevelu fit plusieurs fois saillie au travers des grandes lèvres. Cependant, à sept heures moins quelques minutes, Mme T... parut ne pouvoir pas suffire aux efforts d'expulsion, ou plutôt ceux-ci parurent se ralentir, et Mme T...., épuisée par ceux qu'elle venait de faire, désespéra d'en venir à bout. J'étais bien loin de partager cette crainte, qu'ont la plupart des femmes ; mais je le répète, je craignais pour la vie de l'enfant, et je fus tenté de l'extraire avec le petit forceps de Smellie, que j'avais tout prêt. Les sœurs de Mme T.... me prièrent, tout en pleurs, d'attendre et d'essayer une nouvelle dose de seigle ergoté. J'en envoyai donc chercher un troisième gramme ; et, à peine la moitié fut-elle administrée, que les contractions utérines se ravivèrent. L'accouchement eut lieu sans forceps, à sept heures et un quart ; mais mes craintes au sujet de l'enfant, qui se trouvait du sexe féminin, étaient on ne peut plus fondées. Ce ne fut, en effet, qu'après lui avoir pressé les parois du thorax en divers sens et à différentes reprises, après avoir soufflé plusieurs fois dans sa bouche, froide, après avoir frappé la plante de ses pieds avec la face palmaire de mes doigts, après avoir frictionné ses tempes avec du vinaigre, que j'eus la satisfaction de lui voir exécuter quelques mouvements respiratoires. Encore même ces premiers mouvements amenèrent-ils des matières spumeuses que je me hâtai de dégager de la bouche de cette pauvre petite créature, et je réinsufflai de mon air vital dans sa bouche, non encore réchauffée. Le cordon ombilical, que j'avais coupé à la hâte, était exsangue, et ne laissa couler quelques gouttes de sang qu'au bout d'un quart d'heure; l'enfant avait été enveloppée de linges bien chauds. Elle jouit aujourd'hui d'une très-bonne santé.

OBSERVATION VI.

Le 29 septembre 1856, à trois heures du matin, je fus appelé auprès de Mme R..., primipare, quoique âgée de 33 ans. Elle avait les douleurs de l'enfantement depuis la veille, dix heures du soir, et s'était promenée dans la chambre toute la nuit. Le col utérin était complètement effacé, et la tête du fœtus engagée dans le petit bassin; les douleurs expultrices se succédaient régulièrement, et à cinq heures l'accouchement paraissait prochain; mais, à dater de ce moment, les douleurs se distancèrent, et ne furent plus accusées avec autant de vivacité. L'auscultation me faisant bien entendre les battements cardiaques du fœtus, j'attendis patiemment jusqu'à sept heures, permettant à Mme R... de prendre une tasse de café; mais, les contractions utérines se ralentissant de plus en plus, je craignis que les symphyses du bassin n'eussent pas assez d'élasticité pour laisser passer une grosse tête, quoique dans les deux derniers mois la dame eût ressenti de fréquentes et sourdes douleurs dans le bassin, avec craquement. Je me proposai donc d'appliquer le forceps; mais je voulus préalablement essayer du seigle ergoté. J'en administrai d'abord 50 centigrammes dans une cuillerée d'eau sucrée, et n'obtins aucun résultat immédiat. Au bout de dix minutes je répétai la dose; et, peu après, les contractions utérines se ravivèrent. Encouragé par ce résultat, j'administrai autres 50 centigrammes; et le travail prit un tel degré d'activité, que l'accouchement eut lieu à sept heures cinquante minutes.

La tête franchit la vulve en position occipito-cotyloïdienne gauche; mais les épaules ne la suivirent pas immédiatement. Je glissai l'*index* de ma main droite sous l'aisselle, qui était en arrière; et à peine le thorax ainsi amené, je m'aperçus que l'ombilic était tiraillé vers la vulve. J'introduisis pour lors quelques doigts dans le canal vulvo-utérin, et constatai une brièveté excessive du cordon, ce qui me détermina à engager des ciseaux et à aller opérer la section du cordon près du placenta. Ne sachant pas ce que pourrait être l'hémorrhagie provenant de cette section, je procédai immédiatement à l'extraction du placenta, en allant le décoller du fond de la matrice. La longueur du cordon placentaire et celle du bout ombilical ne présentèrent ensemble qu'un total de 14 centimètres. C'était donc cette brièveté du cordon ombilical qui, concurremment avec le trop peu de liquide amniotique, avait été cause de la lenteur du travail. J'eus soin de lier le cordon tout au bout, et, grâce à cette précaution, sa chute n'a rien présenté de fâcheux. L'enfant, bien constitué et du sexe masculin, jouit, ainsi que sa mère, d'une parfaite santé. Mme R... est accouchée depuis lors une seconde fois, sans que j'aie eu besoin de recourir au seigle ergoté.

CATÉGORIE DES CAS DANS LESQUELS L'ACTION DU SEIGLE ERGOTÉ S'EST MONTRÉE INSUFFISANTE POUR L'EXPULSION DU FOETUS.

OBSERVATION VII.

Le 29 mai 1851, à sept heures du soir, je fus appelé auprès de la femme V..., dont le mari est charpentier et qui, quoique âgée de 36 ans, était primipare, n'étant mariée que depuis onze mois. Elle avait commencé à ressentir de petites douleurs dans la matinée du 28; cependant ces petites douleurs ne l'avaient pas empêchée de vaquer à ses affaires et de descendre plusieurs fois du troisième étage où elle était logée, rue *Durand*. Elle avait enfin fait venir une sage-femme nommée Bompard, qui la fit beaucoup promener dans la chambre, et lui fit prendre plus tard un bain de siége d'abord, une fumigation vulvaire ensuite. Voyant que, malgré ces divers moyens, le travail n'avait pas fait de grands progrès en trente-six heures, la femme V... me fit appeler. Je trouvai la tête du fœtus engagée dans le petit bassin, et crus reconnaître la suture sagitale vers la fosse iliaque gauche; mais la dilatation du col utérin n'égalait encore que la circonférence d'une pièce de deux francs, et les bords en étaient très-épais. Les mouvements actifs du fœtus étaient très-sensibles; et, quoique la poche des eaux se fût rompue spontanément, il s'était épanché si peu de liquide amniotique, que je pouvais en supposer encore suffisamment dans la matrice, pour ne pas craindre la pression immédiate de ce viscère sur le fœtus. La face de la femme en travail ne présentant pas d'ailleurs cette animation qui annonce l'imminence de l'accouchement, et le vagin ne présentant pas non plus cette chaleur qui caractérise les derniers moments, je ne vis d'autre indication que d'attendre, et je me retirai.

Le 30, à six heures du matin, cette deuxième nuit ayant encore été sans sommeil, mais la femme V..... ayant du moins gardé le repos, au lit, le cuir chevelu du fœtus faisait saillie au travers du col utérin; mais celui-ci était aussi peu dilaté et présentait autant d'épaisseur que la veille. Je fis incorporer 8 gram. d'extrait de belladone dans 30 gram. d'axonge; et, sans pouvoir, malgré tous mes soins, porter cette pommade directement sur le col utérin, j'en barbouillai du moins l'entrée du vagin., les grandes lèvres., la partie interne des cuisses et la région pubienne. A sept heures , l'orifice utérin avait acquis un peu plus de dilatation , et la face de la femme V.... s'était animée sous l'influence des contractions utérines ; mais l'orifice utérin conservant son épaisseur et la tête étant lourde , je pratiquai au bras gauche une saignée de 300 gram. environ.

Les douleurs, qui s'étaient ravivées depuis les onctions belladonées, continuant néanmoins à être exprimées faiblement , les mouvements actifs du fœtus ne se faisant plus sentir, et l'auscultation ne révélant que des battements cardiaques faibles , je me décidai , à neuf heures , à administrer 50 centigr. de seigle ergoté dans une cuillerée d'eau sucrée ; et, dix minutes après , je réitérai la dose , qui fut suivie d'une troisième à neuf heures et vingt minutes. Il y eut bien surcroît de plaintes ; mais ce reveil des contractions utérines ne fut que passager. A dix heures et demie, je repris l'emploi du seigle ergoté comme précédemment et avec aussi peu de résultat. Enfin, à midi, la rigidité du col utérin ne cédant pas à l'action de la belladone , non plus qu'à la saignée , le corps de la matrice étant resté à peu près réfractaire aux 5 gram. de seigle ergoté, la tête du fœtus restant toujours au même point, l'occiput derrière la cavité cotyloïde gauche, les battements cardiaques et le souffle placentaire lui-même devenant de plus en plus faibles, je me décidai à appliquer le forceps. Mais j'eus beaucoup de peine à introduire les quatre doigts nécessaires pour diriger les cuillers de l'instrument dans la cavité utérine; le vagin lui-même demanda du temps pour s'élargir, et l'orifice utérin ne se dilata en entier que par l'écartement de mes doigts, appliqués peu à peu sur la tête fœtale, dont je fis plusieurs fois le tour.

Cette tête du fœtus était si profondément engagée vers le détroit périnéal, que le forceps de Smellie m'aurait suffi ; mais la vieille sage-femme qui m'assistait ne sut pas maintenir le manche de la première branche, et j'eus recours au forceps de Gerdy, ont les branches plus longues et crochues, comme celle de tous les forceps, n'étonnèrent pas mon assistante. Je n'eus pas besoin de recourir à de fortes tractions pour extraire la tête du fœtus; mais, celle-ci une fois sortie, l'occiput resta directement placé sous l'arcade pubienne, et le cou resta quelque temps à paraître. Aussitôt que le tronc eut subi le mouvement de rotation en vertu duquel l'épaule gauche devint supérieure et la droite inférieure, la face regardant la cuisse gauche de la mère et étant presque bleuâtre, aucun cri n'ayant encore été proféré, je passai mon *index* droit sous l'aisselle droite, et je favorisai ainsi l'issue du tronc, qui vint alors précipitamment, une grande quantité de liquide étant encore dans l'utérus.

Aussitôt que le cordon ombilical fut coupé et qu'il saigna, l'enfant, du sexe féminin, se mit à crier. Son volume excessif, dont on peut se faire une idée par la circonférence occipito-frontale qui, bien mesurée, présenta 40 centimètres, et l'état primipare de la femme, âgée de 36 ans, expliquèrent les difficultés de l'accouchement, dont l'issue fut d'ailleurs heureuse pour la mère et pour l'enfant. Celle-ci porta bien durant quelques jours l'empreinte des cuillers du forceps sur les régions malaire et sourcilière ; mais cette empreinte s'effaça complètement plus tard.

OBSERVATION VIII.

Mme B..., de Nimes, dont le mari vint établir un magasin de chaussures à Montpellier, rue du Cardinal, maison Figuier, me consulta en novembre 1851 pour l'irrégularité de ses digestions, fâcheusement influencées par la grossesse. Cette dame, âgée de 22 ans, de petite taille, de constitution débile, était enceinte pour la première fois. Vainement lui conseillai-je de faire de l'exercice : sa mère, veuve depuis peu de temps, ne pouvait jamais se décider à l'accompagner dans ses promenades ; et ces deux dames, connaissant peu de monde à Montpellier, se complaisaient dans leur tristesse et leur isolement.

Le 15 mars 1852, Mme B... commença à éprouver quelques douleurs utérines, et le 24 celles-ci augmentèrent à tel point, que je fus appelé à neuf heures du soir. L'élévation de la matrice et l'occlusion de son orifice m'apprirent que le travail de l'accouchement n'était pas encore établi, et je me retirai.

A deux heures de la nuit on vint me dire que les douleurs s'étaient activées tellement, que Mme B... avait été obligée de quitter son lit. J'accourus donc ; mais le *toucher* me révéla que le travail n'était pas mieux établi ; et, quoique la mère de Mme B..., qui avait été accouchée artificiellement plusieurs fois, eût la prétention de me faire rester auprès de sa fille, j'allai me recoucher.

A huit heures du matin, l'orifice utérin s'entr'ouvrit à peine ; à neuf heures la dilatation fut un peu plus prononcée, et à dix heures elle était suffisante pour livrer passage à la tête du fœtus, dont j'avais parfaitement constaté la présentation dès la veille. Dans l'espoir d'activer le travail et de faire cesser au plus tôt les angoisses de la mère de Mme B..., je perçai la poche des eaux ; et quoique cette rupture ne donnât pas issue à une grande quantité de liquide, les contractions utérines se succédèrent dès-lors avec tant de continuité et d'énergie, que je dus renoncer à aller assister à l'argumentation d'une thèse doctorale dont j'étais examinateur. Mais les douleurs cessèrent bientôt d'être continues, et le *vertex* du fœtus, arrêté par le triangle pubio-ischiatique, en position occipito-cotyloïdienne droite, ne fit plus aucun mouvement jusqu'à une heure après midi. En ce moment, la mère de Mme B... m'obsédant de ses craintes, et sa fille étant d'ailleurs très-affaiblie par les douleurs, l'état de veille et le manque de nourriture, quoique je lui eusse fait prendre du café d'abord et plus tard du bouillon, j'administrai 2 grammes de seigle ergoté par doses de 50 centigrammes de dix en dix minutes. Cette substance réveilla bien les contractions utérines, et leur imprima bien une succession plus rapide ; mais le sommet de la tête resta aussi immobile qu'un roc, et sa pression sur l'orifice utérin fut telle, que cet orifice s'œdématia.

Je parvins bien, avec mes doigts enduits d'extrait de belladone, à reporter ce col œdématié en arrière des bosses pariétales ; mais le détroit sacro-ischio-pubien restant infranchissable, je craignis un instant que l'orifice utérin ne se contractât sur le cou du fœtus. D'ailleurs il survint, à trois heures, un peu d'hémorrhagie qui annonça le décollement au moins partiel du placenta, et je me décidai à appliquer le forceps.

La tête était si profondément engagée, que le forceps de Smellie, bien moins effrayant que tout autre, me parut devoir suffire ; mais la garde-couches qui m'assistait ne fut pas plus adroite que la vieille sage-femme dont j'ai parlé dans l'observation précédente ; et, après avoir vainement essayé d'appliquer ce tout petit forceps, je fus obligé d'employer celui de Gerdy. Je n'en eus d'ailleurs pas de regrets ; car, la tête une fois bien saisie, je dus, pour l'extraire, me livrer à des efforts puissants, et appliquer un de mes pieds contre le bois du lit, en travers duquel était placée la patiente.

L'enfant, dont les battements cardiaques avaient été par moi constatés à plusieurs reprises pendant le travail, l'enfant, dis-je, du sexe féminin, cria tout aussitôt, et sortit presque spontanément, une fois la tête hors de la vulve.

L'hémorrhagie utérine se continuant, j'allai chercher le placenta au fond de la matrice, dès que j'eus coupé le cordon ombilical, et que l'enfant fut dans les mains de la garde-couches.

Les suites de cet accouchement ont été des meilleures ; et, malgré la faiblesse de sa constitution, Mme B... a pu nourrir en partie avec son propre lait, et en partie avec le biberon, sa fille, qui naquit avec une taille de 58 centimètres et un tour de tête de 37 centimètres.

OBSERVATION IX.

Mme V..., dont le mari faisait le commerce des huiles, boulevard *Jeu de paume,* maison *Chassefière,* enceinte pour la première fois, en juin 1852, me consulta dès le quatrième mois de sa grossesse pour différentes incommodités, dont la plus grande fut, vers le dernier mois, un volume si excessif du ventre, que la marche en était très-gênée. Aussi Mme V... ne sortait-elle que le soir, au bras de son mari.

Au commencement de février 1853, cette dame me fit appeler plusieurs nuits de suite, croyant avoir les douleurs de l'enfantement ; mais le *toucher* me révéla chaque fois que Mme V... se trompait, et j'alla me recoucher. Enfin, dans la nuit du 19 au 20 février, la vulve étant plus chaude que de coutume, et le col utérin un peu entr'ouvert, je restai, quoiqu'à regret, hésitant entre l'inutilité probable du sacrifice de ma nuit et la possibilité d'un de ces cas où, le travail étant très-rapide, l'accouchement a lieu avec une promptitude qui déconcerte toute prévoyance.

Vers quatre heures, en effet, les vraies douleurs succédèrent aux fausses; l'orifice utérin se dilata de plus en plus, et la tête du fœtus s'établit dans le petit bassin, en position occipito-cotyloïdienne gauche. Mais, cela fait, les contractions utérines se ralentirent et ne se firent sentir qu'à des intervalles plus ou moins éloignés.

Vers huit heures, Mme V...... se désespérant, et la dilatation de l'orifice utérin étant complète, je rompis la poche des eaux et ravivai ainsi les contractions utérines, qui se succédèrent sans interruption pendant quelque temps; aussi me fis-je un plaisir d'annoncer que l'accouchement allait avoir lieu. Mais avant neuf heures, les bons effets de la rupture de la poche des eaux cessèrent, et la tête du fœtus était à peu près au même point. Les battements cardiaques étant très-perceptibles à l'oreille, les mouvements actifs étant assez souvent visibles, j'engageai Mme V... et sa mère, qui s'était rendue auprès d'elle, à prendre patience.

A midi, le découragement des deux dames étant extrême et les mouvements actifs du fœtus ne se faisant plus sentir, par suite probablement de l'issue à peu près complète du liquide amniotique et de l'adaptation immédiate de la matrice sur le fœtus, j'administrai 1 gramme et demi de seigle ergoté en poudre fine, par doses de 50 centigrammes de dix minutes en dix minutes. Sous l'influence de cette poudre, les contractions utérines se réveillèrent aussi énergiques et aussi continues que par suite de la rupture de la poche des eaux; mais cette énergie et cette continuité nouvelles ayant cessé vers une heure, et la cause de la dystocie ne pouvant pas être attribuée à la mère, grande, bien faite et dont le bassin était parfaitement conformé, je me livrai à diverses conjectures basées sur le volume excessif du ventre et la gêne qu'il avait causée. Cependant l'auscultation éloignait de moi le soupçon d'une grossesse multiple.

Ayant fait part au mari des incertitudes dans lesquelles flottait mon esprit, et de la nécessité qu'il y aurait probablement tôt ou tard d'appliquer le forceps, je fus laissé libre d'agir comme je le jugerais convenable. Cependant M. V......... témoigna le désir de me voir redonner le seigle ergoté, dont il venait de voir l'influence sur la mise en jeu des contractions utérines. J'administrai donc, à deux heures et de dix minutes en dix minutes, trois nouvelles doses de seigle ergoté de 50 centigrammes chacune, et j'en obtins absolument les mêmes effets.

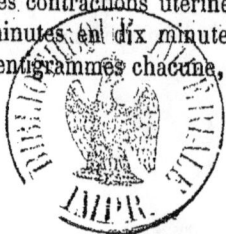

2

L'abattement dans lequel ces nouveaux et inutiles efforts jetèrent Mme V.... lui fit comprendre qu'il fallait en venir au forceps, et elle en demanda elle-même l'emploi à cinq heures du soir. Cette application fut facile, et le peu d'efforts que nécessita l'extraction de la tête du fœtus me fit penser que la cause de la dystocie n'était pas dans son excès de volume ; aussi eus-je soin de lâcher l'instrument dès qu'il m'eut amené cette tête, et je constatai l'enlacement du cordon autour du cou de l'enfant. Je me hâtai de couper ce cordon ombilical sur place, et la liberté que je rendis ainsi au tronc fit spontanément sortir celui-ci, autour duquel il y avait encore deux jets de cordon ombilical.

L'enfant, du sexe masculin, ne présenta néanmoins aucun signe d'asphyxie ni d'anémie ; il cria tout aussitôt que sa tête fut hors de la vulve, et dédommagea ainsi sa mère des longues souffrances qu'elle avait éprouvées.

Quant au placenta, j'allai immédiatement le chercher au fond de la matrice, et j'évitai ainsi à Mme V.... des lenteurs fatigantes.

Les suites de couches furent aussi heureuses que la grossesse avait été pénible ; Mme V.... allaita elle-même son enfant, qui jouit encore aujourd'hui de la plus brillante santé.

OBSERVATION X.

Le 5 juin 1857, Mme C... V..., enceinte pour la septième fois, quoique n'étant âgée que de vingt-sept ans, me fit appeler à deux heures de la nuit pour l'accoucher. Elle était au dernier terme de sa grossesse, car elle n'avait pas eu ses règles depuis le 27 août 1856. Elle est de petite taille, mais assez forte et très-sanguine ; sa figure est ordinairement d'un rouge très-animé. Au septième mois de sa grossesse, elle avait craché du sang, et avait eu quelque velléité de se faire pratiquer une saignée, comme dans différentes grossesses précédentes ; mais un régime tenu ayant suffi pour faire cesser la petite hémoptysie, et le pouls n'étant pas d'ailleurs très-plein, je ne la poussai pas beaucoup à satisfaire à ce désir. Il n'en fut donc rien ; et le reste de la grossesse fut bien, grâce à quelques lavements et quelques bains de corps.

Mme C... n'avait les douleurs de l'enfantement que depuis quelques heures, quand elle me fit appeler ; et cependant le col de la matrice était complètement effacé, l'orifice en était entièrement dilaté. Je constatai aisément une présentation du sommet de la tête, dans le petit bassin ; mais je ne pus pas préciser la position, quoique la poche des eaux ne fût pas encore saillante.

Mme C..... était sur son canapé, et espérait accoucher dans peu de temps, plusieurs de ses accouchements antérieurs ayant eu lieu avec promptitude et sans de trop vives douleurs. A cinq heures, en effet , la poche des eaux faisait une forte saillie au niveau de la vulve ; et, cette poche ayant été percée , les douleurs furent telles, que Mᵐᵉ C.... poussa des cris on ne peut plus aigus , et que l'accouchement paraissait près de se terminer. Mais, à cinq heures et demie , les douleurs se calmèrent, sans que la tête du fœtus se fût engagée plus que précédemment. Pour lors, Mᵐᵉ C.... voulut se mettre au lit, mais elle y fut à peine qu'elle voulut marcher. Tout aussitôt fatiguée, elle se recoucha ; et, saisie de noirs pressentiments , elle demanda un confesseur. Un ton impérieux succédant à sa douceur habituelle, Mᵐᵉ C.... ne voulut plus l'assistance des personnes qui la maintenaient. Elle prétendit ne plus avoir à accoucher, et se mit à chanter.

Quoique le pouls ne répondît pas, par la force de ses pulsations, à cet état d'exaltation mentale, je crus qu'une saignée du bras pourrait être utile ; et, en effet, 120 grammes de sang avaient à peine coulé, que Mᵐᵉ C... redevint calme et douce, se laissant placer convenablement pour favoriser l'accouchement, et acceptant l'assistance des personnes qu'elle avait renvoyées.

Après une demi-heure d'attente, voyant que les contractions utérines ne se ranimaient pas , je présumai, par la longueur de la seule suture que j'avais enfin pu constater d'arrière en avant et de droite à gauche (chez la femme) et par une petite fontanelle que j'avais cru reconnaître en arrière de cette longue suture, vers la symphise sacro-iliaque droite, que l'occiput correspondait à ce point et que j'avais affaire à une de ces positions du sommet de la tête qui causent la lenteur du travail. Or l'enfant, qui jusqu'à cinq heures avait eu des mouvements actifs fort manifestes, ne remuant plus, et l'auscultation ne révélant pas ses battements cardiaques , je crus prudent d'accélérer l'issue de ce jeune être, dont la vie me paraissait de plus en plus compromise. A cet effet, j'administrai 50 centigrammes de seigle ergoté, à sept heures, et je réitérai cette dose dix minutes après. Les contractions utérines se réveillèrent presque soudain ; et, quoique deux autres doses semblables que j'administrai toujours à dix minutes d'intervalle fussent vomies , les efforts d'expulsion se soutinrent considérables et rapprochés pendant une heure environ. Mais le plancher périnéal ne fut pas franchi par la tête , qui ne me parut pas même exécuter de mouvement de rotation sensible, et l'orifice utérin s'œdématia tellement vers la tubérosité ischiatique, contre laquelle il était probablement comprimé avec force par l'occiput, que le *toucher* faisait constater en ce point une tumeur semblable à une grosse excroissance. Mes doigts ne pouvant pas refouler suffisamment cette saillie musculeuse qui , par son boursoufflement progressif, pouvait devenir un obstacle de plus à vaincre, Mᵐᵉ C... recommençant d'ailleurs à s'exaspérer par l'impuissance de ses efforts et demandant à grands cris l'extraction de son enfant, j'appliquai, à huit heures et demie, le forceps de Gerdy, et j'amenai assez aisément la tête de l'enfant, dont l'occiput hors de la vulve regardait en arrière et la face en avant et en haut. Les épaules restant assez longtemps dans une direction transversale qui laissait ainsi la tête tout juste hors de la vulve, je glissai mon index droit sous l'aisselle droite et la fis venir vers la fourchette. Ce diamètre des épaules étant ainsi devenu antéro-postérieur, de bis-iliaque qu'il était, l'extraction du reste de l'enfant survint bientôt. Mᵐᵉ C... eut la satisfaction d'entendre crier à outrance un gros garçon qui, mesuré du bregma aux talons, présentait 55 centimètres, dont la circonférence occipito-frontale en avait 39 et le diamètre bi-acromial 12.

En vous faisant hommage de ces dix nouvelles observations, dont neuf démontrent évidemment l'innocuité du seigle ergoté, je n'ai pas plus la prétention que je ne l'eus, le 1ᵉʳ mars 1851, en vous soumettant mes dix-neuf autres, de présenter un nombre de faits suffisant pour trancher une question aussi importante que celle soulevée par M. le Préfet de la Seine. Mais, ainsi que le fit très-judicieusement observer M. Danyau, il y avait déjà des statistiques plus imposantes en faveur de l'ergot de seigle. Ainsi, dans sa *Bibliothèque de thérapeutique*, publiée en 1855, M. Bayle avait réuni 1176 cas observés par 82 médecins français ou étrangers; et, sur ces 1176 cas, 1051 démontrent non-seulement l'innocuité, mais encore l'efficacité du seigle pour soustraire femmes et enfants aux dangers d'une trop grande lenteur dans le travail de l'accouchement. Depuis lors, vous avez couronné un travail dans lequel le docteur Millot dit exister dans la science plusieurs milliers de faits prouvant, ce qui est maintenant démontré pour le plus grand nombre des accoucheurs, l'action de l'ergot de seigle sur les contractions utérines. Or, cette action est évidemment avantageuse aux yeux du lauréat de l'Académie, qui présente lui-même trente-cinq exemples de succès tirés de sa pratique obstétricale.

Mon seul but est donc, en continuant à vous présenter de nouveaux faits, de mettre l'Académie en mesure de proclamer l'innocuité et même l'efficacité du seigle ergoté, quand il est administré à propos, et de contre-balancer ainsi, dans l'esprit des nouveaux accoucheurs, les préventions défavorables que doit leur suggérer la réserve avec laquelle des hommes placés à la tête d'une vaste clientèle disent employer cette substance. Le professeur Moreau, en effet, dans votre séance du 1ᵉʳ octobre 1850, déclara ne l'avoir pas employé plus de dix fois dans tout le cours de sa pratique, et M. Danyau deux fois en dix ans; or, moi qui suis loin d'avoir une clientèle obstétricale aussi étendue que celle de MM. Moreau et Danyau, depuis surtout que, ayant discontinué mes cours, je n'accouche plus une foule d'indigentes que j'admettais à mon amphithéâtre, j'ai employé cette substance vingt-neuf fois sur treize cents accouchements faits depuis 1834, c'est-à-dire en vingt-trois ans.

Vous voyez que ma confiance dans le seigle ergoté est plus grande que celle de MM. Moreau et Danyau; mais, leur autorité scientifique étant certes bien autre que la mienne, si toutefois il m'est permis de m'en croire une quelconque, pour le zèle consciencieux avec lequel je cherche la vérité, je désirerais que l'Académie, au lieu d'insérer dans son *Bulletin* un rapport sur mes dix nouvelles observations, comme elle crut devoir le faire pour mes dix-neuf premières, les jugeât dignes d'être insérées dans ce précieux recueil.

Je désirerais surtout que l'Académie jugeât dignes de cet honneur les raisonnements et les faits à l'aide desquels je vais tâcher de combattre les objections que certains pourront élever contre ma vie observation. Quoique, en effet, la fille de Mme T.... soit aujourd'hui pleine de vie, de gentillesse et de santé, comme elle est née dans un état de mort apparente, quelqu'un de vous pourrait répéter à l'occasion de ce fait les réflexions que fit M. Danyau à propos des xie et xiie observations que j'eus l'honneur de vous soumettre, le 1er mars 1851, savoir : qu'en réveillant les contractions utérines et les maintenant sans interruption, le seigle ergoté peut tuer le fœtus, dont la circulation utéro-placentaire est ainsi suspendue, et que par conséquent le seigle ergoté est cause des dangers qu'a courus en naissant la fille de Mme T....; tandis que je pense, au contraire, avoir sauvé cette enfant en la soustrayant par l'emploi du seigle ergoté aux lenteurs d'un travail qui l'aurait bientôt tuée, s'il n'avait été terminé par cette substance ou le forceps.

Veuillez donc vous donner la peine de me suivre dans la solution des deux questions suivantes :

1º Ainsi que le fit remarquer M. Gibert dans votre séance du 1er octobre 1850, en discutant un rapport de M. Danyau; ainsi que l'avait déjà fait observer M. Levrat-Perroton en 1857, dans une fort intéressante brochure sur l'*Emploi thérapeutique du seigle ergoté* (pag. 187), la mort du fœtus n'avait-elle pas souvent lieu avant que le seigle ergoté fût appliqué à la thérapeutique obstétricale?

2º La mort du fœtus n'a-t-elle pas souvent lieu, de nos jours encore, dans les cas où le seigle ergoté n'est pas mis en usage?

Réponse à la première question.

Sans remonter aux auteurs de l'antiquité, ouvrons la *Pratique des accouchements* que nous a léguée Portal (Paul), accoucheur habile du xviie siècle, et nous y trouvons (pag. 129 et suiv.) l'observation 25, qui nous donnera la mesure du peu de ressource que l'art et la science avaient jusqu'alors pour combattre l'inertie de la matrice et empêcher le fœtus de mourir dans le sein de sa mère, par excès de prolongation du travail. Portal raconte, en effet, qu'appelé, le 12 juillet 1668, auprès d'une dame dont le travail était assez avancé pour qu'il constatât une présentation de la tête, il se contenta de lui prescrire un lavement; que, le lendemain, il lui pratiqua une saignée, *parce que son travail n'avançait point* ; et qu'après une consultation tenue entre les notabilités chirurgicales de l'époque, il fut décidé *qu'il fallait se donner patience*, ce que l'on fit jusqu'au 18, jour où l'on pensa que l'enfant devait être mort, *fondant notre raisonnement sur le long temps qu'il y avait qu'il estait en cet état, et qu'il ne pouvait y avoir esté si longtemps sans estre suffoqué.* La tête de l'enfant fut donc mutilée et extraite avec le *crochet*; le tronc fut extrait par les pieds , après version faite. Je n'ai pas à m'expliquer sur la barbarie de cette double manœuvre; mais ce qu'il me parît important de signaler, c'est le passage suivant : « *Nous visitâmes aussi les parties de la femme,* dit Portal (pag 134), *lesquelles nous trouvâmes noires , mortifiées et presque sans sentiment.*

Déjà auparavant, Mauriceau avait consigné dans ses *Observations sur la grossesse et l'accouchement ,* des faits de ce genre. La première observation en est même un exemple , car elle est intitulée : *Du laborieux accouchement d'une femme dont l'enfant était resté au passage , à cause de l'extrême grosseur de sa tête.* Or, cette femme, primipare, était en travail depuis huit jours, quand Mauriceau l'accoucha à l'aide du crochet implanté au milieu de la tête du malheureux enfant , qu'il dit mort depuis quatre jours ; et la mère ne survécut que onze jours.

Sans parler de la vingt-sixième observation, où il est question d'un cas d'angutie pelvienne qui rendit l'accouchement impossible, non-seulement pour Mauriceàu, mais aussi pour Chamberlan, qui, se trouvant à Paris et s'étant prévalu d'accoucher en peu de temps la cliente de l'accoucheur français, fut pourtant obligé d'y renoncer, je prendrai la liberté de fixer votre attention sur la vingt-neuvième observation de Mauriceau , car celle-ci se rapporte évidemment à un de ces cas d'inertie utérine qui , chez les primipares , est si souvent consécutive à l'excès d'efforts qu'elles sont obligées ordinairement de faire, à cause de l'étroitesse des parties génitales. Cette femme était en travail depuis cinq jours entiers; et la *longueur de ce temps ,* dit Mauriceau, *avait causé la mort à son enfant en son ventre , sa tête étant restée au passage, sans pouvoir avancer plus outre.* Aussi n'hésite-t-il pas plus que dans les cas précédents à implanter un crochet sur l'un des deux pariétaux de l'enfant, pour l'extraire. J'aime à croire que cet enfant était réellement mort, comme le croit Mauriceau; mais, dans tous les cas, il l'aurait été bientôt par sa manœuvre d'extraction , la seule qui fût alors connue. Quant à la femme, âgée seulement de 16 ans, il lui survint cette *pourriture* que Mauriceau dit survenir souvent aux *parties basses des femmes dont les enfants demeurent longtemps de la sorte au passage.*

Si des premières observations de Mauriceau je passe à la fin de son

Recueil, qu'il serait trop long d'étudier en détail, je trouve à la page 580 une RELATION *très-sincère et fidèle, où l'on fait manifestement con-naître la véritable cause de l'écoulement involontaire de l'urine, dont Mme...... fut incommodée depuis son dernier accouchement, dans lequel je la secourus et la délivrai, le 24 novembre 1695, d'un très-gros enfant mort en son ventre, après un fort laborieux travail durant quatre jours.*

Or, on voit dans cette relation que le premier accouchement de cette dame fut très-long, et que, par suite de la durée de la compression à laquelle fut soumise la tête de l'enfant, le cuir chevelu se mortifia entièrement en deux endroits.

Les dangers auxquels le fœtus, en naissant, est exposé par une trop longue prolongation du travail, et surtout par un trop long séjour de la tête au détroit périnéal, étaient si bien connus de Mauriceau, qu'il cherchait à réveiller les contractions utérines par l'administration d'un breuvage dont il se loue beaucoup en divers endroits de son livre, et notamment dans sa XIVe observation, que je vous demande la permission de reproduire ici :

« Le 25 novembre 1669, je fus appelé pour secourir une femme âgée de 28 ans, qui était en travail de son premier enfant depuis deux jours entiers après l'écoulement de ses eaux, sans pouvoir accoucher, quoiqu'elle eût eu, durant dix heures, de très-fortes douleurs qui avaient bien fait avancer son enfant jusqu'au passage, où il était resté depuis douze heures entières, sans pouvoir être poussé dehors par les douleurs de la mère, qui, après s'être ralenties peu à peu, avaient entièrement cessé, quoique sa sage-femme lui eût donné deux clystères assez forts pour tâcher de lui exciter de nouvelles douleurs, et qu'elle l'eût fait aussi saigner du bras, suivant mon conseil, pour lui rendre plus libre la respiration, qu'elle avait engagée par l'émotion de son travail. Ayant trouvé cette femme en cet état, je lui fis prendre une infusion de deux drachmes de séné dans peu de liqueur, y mêlant le jus d'une orange aigre, pour éviter qu'elle ne vomît ce remède ; et deux heures après je lui fis donner un clystère un peu fort, afin que ces deux remèdes agissant en même temps, les douleurs de l'accouchement, qui étaient entièrement cessées, en pussent être plus facilement réveillées et provoquées, comme elles furent aussitôt qu'ils commencèrent à faire leur effet : de sorte que durant leur opération étant survenu de nouvelles douleurs assez fortes à cette femme, elle accoucha heureusement d'un enfant mâle qui était encore vivant, et qui, sans le secours de ce remède, serait indubitablement mort au passage, où il était ainsi resté après l'entière cessation des douleurs de la mère. J'ai souvent vu de très-bons effets de l'usage de ce simple remède, dont j'ai coutume de me servir avec bon succès, de la manière que je fis à cette femme, dans ces sortes d'accouchements laborieux, où les enfants sont en danger de périr aussi bien que les mères, quand la tête de l'enfant demeure trop longtemps arrêtée au passage après l'écoulement des eaux, comme il arrive souvent dans les premiers accouchements des femmes un peu avancées en âge; mais il faut prendre garde à ne s'en servir qu'après avoir fait saigner du bras la femme qui est en travail, et à ne pas le donner à celles qui ont une fièvre trop considérable. »

Peu, qui a eu le bon esprit de consacrer dans sa *Pratique des accouchements*, livre vraiment remarquable, un chapitre entier pour tenir en garde contre le *danger de forcer et de précipiter mal à propos*, signale l'inertie de la matrice et la prolongation indéterminée du travail qui en est la conséquence comme un *danger pour l'enfant, lors même qu'il se présente dans sa posture naturelle.* Voici, en effet, comment il s'explique au § 3 (pag. 285): «La posture que nous appelons »naturelle dans l'enfant pour venir au jour est celle où il présente la »tête la première. Mais, quelque naturelle qu'elle soit, il est constant »que, bien loin d'être une marque infaillible du succès du travail, elle »est assez souvent ce qui le rend plus dangereux et plus pénible. Je dis »plus dangereux surtout pour l'enfant, qui ne laisse pas d'y périr en »bien de manières différentes, *s'il n'est pas promptement secouru*, »tantôt parce qu'il demeure au passage plus qu'il ne faut, tantôt parce »qu'il est faible et vicié, etc. » Tout en prenant pour adage : *Sat cito si sat bene*, ou bien *Plus fait douceur que violence*, l'accoucheur du XVIIe siècle, qui marche l'égal de Mauriceau et de Portal, fait observer fort judicieusement qu'on peut très-bien marier la douceur et la violence, mariage dont il naîtra une *douce violence*, c'est-à-dire *un effort fait à propos*, qui sert à réveiller le courage d'une Nature ou languissante d'elle-même ou affaiblie par accident. C'est de cet effort bien concerté, dit Peu, que dépend quelquefois le soulagement et la vie de la mère et de l'enfant, comme leur mort est souvent la suite d'un effort exigé à contre-temps. En vérité, si Peu avait connu l'action spécifique du seigle ergoté pour donner à la matrice naturellement faible ou affaiblie par excès d'efforts, le coup de fouet qui est nécessaire dans certains cas, il ne se serait pas exprimé autrement, je crois, pour indiquer les cas où son efficacité, aujourd'hui incontestée, est utile.

En lisant avec attention les faits que de Lamotte a rassemblés dans le chapitre second du deuxième livre de son *Traité d'accouchements*, pour prouver qu'*un chirurgien ne doit jamais assurer qu'un accouchement sera heureux, quoiqu'il soit accompagné des marques et des plus belles apparences que l'on puisse avoir pour en juger de la sorte* [1], je suis resté bien convaincu que si cet accoucheur avait connu la vertu

---

[1] Tom. I, pag. 546.

du seigle ergoté, il aurait sauvé la vie à plusieurs des enfants dont il raconte la mort, due évidemment à un excès de longueur du travail. De Lamotte avoue, en effet, que c'est à la prolongation des maux durant deux jours et une nuit que fut due la mort de la femme et de l'enfant d'un greffier de Valognes. Si la cviiᵉ observation n'a pas eu un résultat aussi funeste, puisque la mère a résisté à la pratique barbare des accoucheurs de cette époque, l'enfant n'en a pas moins été victime de la longue expectation à laquelle les accoucheurs étaient condamnés avant l'emploi du seigle ergoté. En effet, la femme dont il s'agit était en mal d'enfant depuis trois jours, quand de Lamotte fut appelé; mais, les douleurs ayant considérablement augmenté, et les eaux s'étant écoulées peu avant qu'il arrivât, l'enfant s'étant fort avancé au passage et ayant exécuté des mouvements actifs, de Lamotte espéra que l'accouchement aurait bientôt lieu, et il le confia à la sage-femme. Aussi fut-il surpris d'apprendre, le lendemain après midi, que les choses étaient dans le plus triste état, la tête de l'enfant *étant restée au même lieu* que la veille. De Lamotte s'étant adjoint un confrère nommé des Rozières, il fut décidé entre eux que l'enfant étant resté si longtemps au passage, et la femme étant près de mourir si elle n'était bientôt secourue, il fallait en venir à l'accouchement forcé.

Dans la cviiiᵉ observation, de Lamotte raconte qu'il fut appelé, le 17 décembre 1712, auprès de la femme d'un meûnier, primipare; qu'il la trouva avec les plus pressantes et les plus fréquentes douleurs, la tête de l'enfant très-avancée, et les membranes qui contenaient les eaux en quantité près de s'ouvrir, comme il arriva après deux ou trois douleurs. Les eaux étant écoulées, il ne revint que des douleurs très-légères et très-éloignées; il était dix heures du soir, et de Lamotte alla se coucher. Ces légères douleurs se continuèrent les deux jours et nuits d'après, sans que l'accouchement parût s'avancer en aucune manière, jusqu'au soir du quatrième jour, où les douleurs, étant revenues plus fortes et plus fréquentes, parurent propres à terminer l'accouchement; la tête du fœtus s'avança même jusqu'à l'extrémité du passage. Mais les douleurs s'étant ralenties encore une fois, la tête demeura encore au passage près de vingt-quatre heures, sans que l'enfant donnât le moindre signe de vie. La mère ayant sans cesse pris du bouillon, de la rôtie au vin et d'autres aliments, soutint la longueur de ce fâcheux travail, sans avoir souffert aucune faiblesse, *quoique saignée au possible*, dit de Lamotte. Deux ou trois douleurs étant enfin survenues, dans le temps où l'accoucheur en attendait le moins, il reçut un enfant qui resta pendant une demi-heure dans un véritable état de mort apparente. Au bout de ce temps il fut ranimé par les divers moyens qu'employa de Lamotte, et il se porta bien, nonobstant une tumeur du cuir chevelu aussi grosse que la tête même et qui abcéda.

Je vous demande bien pardon, Messieurs, d'avoir reproduit presque textuellement cette observation ; mais ne mérite-t-elle pas d'être mise en parallèle avec ma XIIe, que M. Danyau accusa, en 1853, de déposer contre l'innocuité du seigle ergoté, et avec celle que j'ai l'honneur de vous soumettre aujourd'hui de Mme T...?

Deventer, dans ses *Observations importantes sur le manuel des accouchements*, parle dans son chapitre IV de l'accouchement difficile *par le défaut des douleurs ;* et tout ce qu'il dit du danger des remèdes irritants, de l'utilité d'une application judicieuse de remèdes choisis, qui aide beaucoup l'accouchement, fait vivement regretter qu'il n'ait pas connu le seigle ergoté, car il reconnaît l'importance qu'il y a de terminer promptement les accouchements dont il est question, et il engage les sages-femmes à employer la main, *autant qu'il est possible*, pour prévenir ou éloigner tout ce qui pourrait empêcher l'accouchement, afin de délivrer les femmes *tout d'un coup* (pag. 402).

Jacobs, dans son *École pratique des accouchements*, traite aussi de *l'inertie ou atonie de la matrice*, et dit que, dans ce cas, les femmes meurent souvent subitement, soit que l'accouchement s'accompagne d'hémorrhagie, soit qu'il n'en survienne pas ; et, si l'on néglige de leur donner des potions cordiales, elles disparaissent *aussi promptement que la neige qu'on expose au soleil* (pag. 211).

Levret, tout en s'élevant avec raison contre l'abus des cordiaux pendant le travail de l'enfantement, reconnaît que les forces de la femme sont quelquefois considérablement diminuées, de même que les douleurs [1] ; que le retardement de l'accouchement, dans cette circonstance, peut donner lieu à des accidents très-fâcheux [2] ; et, en lisant avec attention ses *Observations sur les causes et les accidents de plusieurs accouchements laborieux*, on reste convaincu que si l'action obstétricale du seigle ergoté avait été connue de cet accoucheur célèbre, il aurait modifié la troisième partie de ce livre, dans laquelle il traite de *l'accouchement où la tête de l'enfant est enclavée au passage*, car la situation qu'il indique comme la plus ordinaire des trois suivant lesquelles la tête de l'enfant peut s'enclaver dans les détroits du bassin, est celle dans laquelle l'enfant se présente, le sommet de la tête le premier. Or, il est bien évident que, dans ce cas, le seigle ergoté peut souvent remplacer le forceps. Lisons d'ailleurs la préface que Levret a mise en tête de ses *Observations sur les causes et les accidents de plusieurs accouchements laborieux*, et nous verrons qu'il s'y félicite, à très-bon droit,

---

[1] *Essai sur l'abus des règles générales et contre les préjugés qui s'opposent aux progrès de l'art des accouchements*, pag. 134.

[2] *L'art des accouchements démontré par des principes de physique et de mécanique*, pag. 105.

d'avoir trouvé des moyens propres à sauver quelquefois la vie aux mères et aux enfants, dans les accouchements laborieux où, la main seule de l'accoucheur ne suffisant pas, il fallait en venir à des *moyens extrêmes dont le nom même fait horreur*. Levret fait observer, en outre, qu'avec les moyens qu'il propose, on peut dans quelques circonstances abréger la *trop longue durée des douleurs infructueuses*, et affranchir quelquefois les femmes de la perte involontaire et continuelle, soit des excréments, soit des urines, et quelquefois même des deux ensemble, incommodité souvent incurable, et qui ferait presque désirer à ces infortunées d'être mortes en couches (pag. VII).

Smellie s'explique tout aussi franchement sur le sort que le fœtus, avant la découverte du forceps, éprouvait dans certains cas où la difficulté de l'accouchement ne vient ni de la grosseur de la tête ni du peu d'ouverture du bassin, et ne peut être attribuée qu'à ce que la femme n'a pas assez de forces, ou que les douleurs ne sont pas suffisantes pour expulser l'enfant[1]. «Il périssait pour l'ordinaire, dit-il, à moins qu'il ne fût possible de le retourner et de l'extraire par les pieds; ou, si l'on pouvait le tirer en vie, il mourait bientôt après la naissance, ou ne se rétablissait qu'avec beaucoup de peine de la longue et forte compression que sa tête avait essuyée.» «D'un autre côté, continue Smellie, la vie de la mère était pareillement en grand danger..... Lorsqu'il n'y avait pas moyen de tourner l'enfant, on avait coutume, en pareil cas, de lui ouvrir la tête et de la tirer avec des crochets; cet expédient soulevait toutes les femmes en général, qui remarquaient que lorsqu'on était obligé d'appeler un accoucheur, la mère ou l'enfant, ou le plus souvent tous les deux, y perdaient la vie.»

«Quand les contractions seront lentes, qu'elles laisseront entre elles de grand intervalles, qu'elles auront peu de force, qu'elles seront de courte durée, dit Deleurye, dans son *Traité des accouchements* (pag. 190), le travail sera long;» et il ajoute (pag. 191): «L'accouchement naturel n'est pas seulement retardé par la mauvaise nature des contractions, il l'est quelquefois par la cessation de celles qui sont les meilleures; dans ce cas, le travail qui promettait la plus belle apparence est celui qu'on est obligé de terminer par le moyen du forceps.» Enfin Deleurye continue comme suit: «Si la femme, grasse, replète, accouche d'un enfant volumineux et dont la tête soit d'une consistance solide, son accouchement sera très-long; il pourra même arriver que, à raison du temps que la tête aura resté à franchir le détroit inférieur, il survienne aux parties l'inflammation, la gangrène de la vessie, du rectum, du vagin, du col de la matrice.»

---

[1] *Traité de la théorie pratique des accouchements*, traduit de l'anglais de M. Smellie, tom. I, pag. 63.

Baudelocque ne dit rien de l'inertie de la matrice; et c'est là une lacune bien regrettable dans son ouvrage, qui reste encore classique, malgré le grand nombre de ceux qui ont été publiés depuis lors sur l'art et la science des accouchements. Cette lacune que je signale dans l'ouvrage de Baudelocque est d'autant plus regrettable, qu'en indiquant les moyens de ranimer les douleurs languissantes de l'enfantement, il indique le temps comme étant presque toujours le meilleur de tous (tom. Ier, pag. 554). Or, le temps est souvent la cause de la mort de l'enfant, ainsi que le prouvent les observations citées de Mauriceau, Portal, Peu et de Lamotte. Baudelocque d'ailleurs n'ignorait pas les dangers que présente la lenteur du travail; car, en parlant des circonstances où la tête peut s'arrêter au passage, sans y être enclavée, et signalant la réduction dont elle est susceptible, il dit (tom. II, pag. 126): «La marche de la tête est d'abord très-lente dans ce cas;» et il fait même remarquer, dans une note au bas de la page, qu'il a plusieurs fois observé ces sortes de cas, c'est pourquoi il en parle au positif. Baudelocque ajoute même : «Il se forme des plis aux téguments qui la recouvrent (la tête), et bientôt on y sent une tuméfaction plus ou moins étendue, qui augmente de volume jusqu'à l'instant où elle a franchi le détroit supérieur, comme on le remarque quand l'enclavement doit avoir lieu. Mais à peine a-t-elle franchi ce premier détroit, que tous ces symptômes s'évanouissent, *si les douleurs se ralentissent ou discontinuent,..... .. à moins que les efforts de la femme ne se soutiennent encore longtemps et avec véhémence;* la tête ainsi retenue ne peut être expulsée du bassin.....»

N'est-il pas probable que si Baudelocque avait connu le pouvoir qu'a le seigle ergoté *de soutenir et avec véhémence* les contractions utérines, il l'aurait mis au premier rang des indications à remplir, qu'il expose dans la section suivante? Je me crois d'autant plus autorisé à le penser, que Capuron et Gardien, qui n'avaient pu rien dire de ce nouveau moyen médicinal dans la première édition de leurs ouvrages respectifs, n'ont pas manqué de le mentionner dans la troisième édition, que l'un a publiée en 1823 et l'autre en 1824.

Vous m'objecterez peut-être, Messieurs, que c'est à simple titre d'historien que Capuron a rempli cette formalité, mais qu'il n'a jamais été grand partisan du seigle ergoté. Tout en reconnnaissant la justesse de votre observation, je déplorerai qu'il en ait été ainsi; car je suis encore à me demander comment il se fait qu'après avoir reconnu que *la matrice, en particulier, peut être dans l'inertie, quoique la femme ne soit pas épuisée* [1], Capuron ait persisté à enseigner que, dans cette circontance, les secours de la main ne sont pas moins nécessaires que dans

---

[1] *Cours théorique et pratique d'accouchements*, pag. 397.

l'épuisement général, et que, dans l'un et l'autre cas, ce serait perdre un temps précieux que de chercher à ranimer les douleurs du travail, plutôt que de terminer l'accouchement, surtout lorsque les parties génitales sont bien disposées. Pourquoi croire que le seigle ergoté est une substance trop irritante, pour n'en pas redouter les effets sur l'estomac et les intestins [1], malgré tout le bien qu'en avaient déjà dit Prescot, Renauldin, Bordot, Desgranges, Dewees, Bigeschi, Gardien et Martin Solon?

Réponse à la seconde question, dont il est bon de rappeler les termes :
La mort du fœtus n'a-t-elle pas souvent lieu, de nos jours encore, dans le cas où le seigle ergoté n'est pas mis en usage?

Tous les auteurs qui ont écrit sur la physiologie et la pathologie des nouveau-nés sont à peu près d'accord pour reconnaître les dangers qui menacent le fœtus pendant le travail de l'accouchement ; et Capuron se demande, dans son *Traité des maladies des enfants*, si l'on n'a pas lieu d'être étonné que la mort ne soit pas toujours le résultat de la naissance (pag. 7). Il reconnaît que l'apoplexie est d'autant plus à craindre, que le travail de l'accouchement est plus long (pag. 9), et que cette longueur de l'accouchement peut causer la débilité des nouveaunés (pag. 23) communément appelée *asphyxie*, mais que Gardien désigne sous le nom plus rationnel de *syncope*. Pourquoi donc accuser, avec le professeur Moreau [2], le seigle ergoté de causer la mort du fœtus en suspendant, par une permanence pathologique des contractions utérines, la circulation utéro-placentaire? N'est-ce pas là calomnier le seigle ergoté, ainsi que le fit observer le professeur Gerdy dans votre séance du 1er octobre 1850? Je vais du moins tâcher de le prouver par la relation de quelques cas dans lesquels le seigle ergoté n'a nullement été administré, et où pourtant le fœtus est né dans un état de mort apparente, quelquefois même de mort réelle.

PREMIER CAS [3].

S. M... âgée de 24 ans. Deuxième grossesse, bonne constitution ; premier accouchement très-heureux. Rien de particulier pendant cette grossesse. Le travail, commencé le 6 juillet 1852 à huit heures du

---

[1] *Cours théorique et pratique d'accouchements*, pag. 271.
[2] *Traité pratique des accouchements*, tom. II, pag. 150.
[3] Ce premier cas, ainsi que les quatre suivants, ont été publiquement observés à la clinique d'accouchements de Montpellier, et m'ont été communiqués par M. Dunal (Benjamin), ancien chirurgien-interne de l'Hôpital-Général, qui tient déjà un rang honorable parmi les praticiens de la ville.

soir, et caractérisé par des douleurs franches et régulières, ne s'est cependant terminé que le 7, à neuf heures du matin. Présentation de l'enfant en deuxième position du vertex (occipito-iliaque droite postérieure, après la rupture de la poche des eaux (huit heures trois-quarts), et quelques fortes douleurs nécessitées par la résistance modérée du périnée; expulsion d'un enfant du sexe masculin, assez volumineux, et ne donnant aucun signe de vie. Coloration violacée de tout le corps, lèvres bleuâtres et pendantes, absence complète de tout mouvement et de tout travail respiratoire... Une saignée du cordon, des frictions sur la colonne vertébrale avec un linge sec ou de l'alcool camphré, des coups sur la plante des pieds et la région fessière la raniment peu à peu à la vie;... mais la respiration s'établit incomplètement, et l'enfant succombe trois heures après la naissance.

A l'autopsie, rien de particulier, si ce n'est un peu de congestion du côté des membranes et une légère suffusion sanguine de la pulpe cérébrale.

DEUXIÈME CAS.

P. C...., 20 ans, bonne constitution, tempérament lymphatique, primipare. Rien de particulier pendant la grossesse, si ce n'est antéversion considérable de l'utérus, bruits fœtaux à droite et un peu sur la ligne médiane, bruit de souffle des deux côtés; douleurs continues pendant quelques jours, mais sans influence marquée sur la dilatation du col. Le 16 août 1852 (deux heures du matin), l'antéversion a considérablement diminué; le col peut être facilement examiné, et sa dilatation s'opère avec facilité, sous l'influence de douleurs fortes et continues. Seconde position du vertex. A neuf heures et demie (le 17), la poche des eaux se rompt; la tête de l'enfant vient tomber fortement contre le périnée, qui oppose une certaine résistance. A onze heures, expulsion d'un enfant du sexe masculin, très-volumineux, et avec deux tours de circulaire sur le cou. État asphyxique de l'enfant, qui ne cesse qu'au bout de dix minutes de soins assidus et persévérants. L'enfant est rappelé à la vie, et ne présente plus d'autres accidents à noter.

TROISIÈME CAS.

G. F...., faible constitution, deuxième grossesse, premier accouchement très-heureux. Rien de particulier pendant la grossesse. Début du travail le 5 mai 1853, à une heure du matin : col mou et dilatable; présentation de la tête en première position, bruits du cœur fœtal à gauche et en bas, douleurs lentes et peu énergiques. Bain; rupture de la poche des eaux à deux heures de l'après-midi. La tête ne s'engage qu'à six heures du soir, sous l'influence des douleurs, qui sont devenues plus rapprochées et plus fortes ; l'accouchement se termine à neuf heures, deux tours de circulaire sur le cou. Enfant du sexe masculin, ne donnant aucun signe de vie et présentant tous les caractères de l'asphyxie apoplectique ; insufflation, saignée du cordon, frictions, bain chaud, coups sur les fesses et la plante des pieds ; la respiration commence à se rétablir peu à peu, et huit minutes après l'enfant est complètement rappelé à la vie. J'ai vacciné cet enfant il y a déjà huit jours ; il est magnifique.

QUATRIÈME CAS.

J. C...., 22 ans, tempérament lymphatique, primipare. Le travail débute le 23 mai 1854, à cinq heures du soir : col mou et dilatable, bruits fœtaux au niveau de l'ombilic et à droite, un peu plus obscurs à gauche ; parturition à quatre heures du matin, demi-heure après la dilatation complète du col. Enfant du sexe féminin, et présentant une légère asphyxie, qui a facilement cédé à la saignée ombilicale et quelques frictions.

CINQUIÈME CAS.

H. G..., 22 ans, tempérament sanguin, bonne constitution, primipare. Commencement du travail le 26 avril 1854, à quatre heures du matin ; douleurs fortes et énergiques, dilatation rapide du col. La tête de l'enfant, en première position, chasse au-devant d'elle les membranes, qui ne sont rompues artificiellement que hors de l'ouverture vulvaire. Légère résistance du périnée. Enfant de petit volume né à onze heures du matin et ne donnant aucun signe de vie. Les soins habituels parviennent à le ranimer.

SIXIÈME CAS.

Le docteur Reinvillier raconte dans son journal, le *Médecin de la maison* (n° du 15 juin 1855), qu'il fut prié par un de ses confrères de le remplacer auprès de Mme R..., femme d'un peintre de mérite, demeurant rue Notre-Dame-de-Lorette, 50, et qui était en travail depuis plus de trente heures, quoique la constitution de cette primipare et la marche de sa grossesse eussent fait espérer que l'accouchement serait régulier. Le docteur Reinvillier ajoute qu'il pratiqua une saignée à cette dame, qu'il lui fit prendre un bain et lui prodigua d'autres soins ; mais que, malgré tout cela, l'enfant (du sexe féminin), très-forte et bien constituée, vint au monde, *ainsi qu'on s'y attendait, à cause de ce qui venait de se passer*, dans un état de mort apparente tel, que le docteur Reinvillier a cru devoir publier ce fait, pour faire ressortir l'importance des soins à l'aide desquels la nouvelle-née fut rappelée à la vie.

SEPTIÈME CAS.

Le docteur Fijalkowski, dont le goût particulier pour la pratique obstétricale s'explique aisément par les facilités qu'il eut de l'étudier sous les auspices d'un de ses frères, directeur de la Maternité de Varsovie, a bien voulu me communiquer le fait suivant, que je transcris textuellement :

Femme P..., de Lunel-Viel (Hérault), âgée de 20 ans, mariée depuis un an, enceinte depuis neuf mois ; grossesse heureuse. Je suis appelé le 30 juillet 1855. Le travail était commencé depuis le 26 au soir. Douleurs lentes. Les eaux sont écoulées depuis la veille, petit à petit, par chaque contraction de la matrice. Présentation du *vertex*. Ventre de la femme douloureux ; impatience ; face injectée ; fièvre. La femme P... désire être délivrée au plus tôt. Chaleur intolérable dans la chambre. Dilatation de l'orifice utérin comme un écu de 5 francs. Bain et potion antispasmodique. Le soir, le travail avance, quoique lentement ; les douleurs sont plus fortes et plus pressantes. Tête au couronnement ; au bout d'une heure, naissance d'un garçon bien constitué, gros, à face tuméfiée, et ne donnant aucun signe de vie. Saignée légère du cordon ombilical, frictions, insufflation d'air dans la bouche. Première inspiration, cris de l'enfant au bout de quinze minutes. Depuis lors, la mère et l'enfant vont bien.

HUITIÈME CAS.

C'est encore au docteur Fijalkowski que nous devons la communication du fait suivant, tel qu'il a été extrait de ses notes :

Femme V..., de Lunel-Viel, âgée de 19 ans, petite de taille, mais bien proportionnée, ayant déjà été enceinte, mais ayant avorté au quatrième mois. Redevenue enceinte peu de temps après, sa grossesse est parvenue au terme de neuf mois. Le travail de l'accouchement a commencé le 27 juillet 1855, par de légères douleurs et l'écoulement successif des eaux de l'amnios. Orifice utérin à peine dilaté comme une pièce de 50 centimes. L'enfant vint, pour ainsi dire, à sec. Ventre conique et douloureux ; face injectée, quoique la chaleur de la saison ne soit pas très-incommode dans la chambre de la patiente, qui est spacieuse. Le travail avança très-lentement, l'impatience d'être accouchée est extrême. Bain et potion légèrement opiacée.

Le 28, orifice utérin comme une pièce de deux francs ; insomnie, douleurs lentes, ventre très-douloureux, idées noires. — Présentation de l'occiput ; bain, potion de Rivière laudanisée, promenades dans la chambre.

Le 29, les vomissements ont cessé, le pouls est normal, il y a un peu de repos ; vers le soir, les douleurs sont plus vives, le col utérin s'efface en entier ; la tête se présente au couronnement. Au bout d'un quart d'heure naît une fille bien constituée, mais ne donnant aucun signe de vie. Le cordon ombilical était enlacé autour du cou de l'enfant, dont la face était presque noire.—Saignée du cordon, frictions, insufflation d'air dans la bouche ; l'enfant fut bientôt rappelée à la vie.

Si le fait que je signale, de la mort (soit apparente soit réelle), de l'enfant, au moment de sa naissance, n'était pas observé aussi communément qu'il l'est, en dehors de tout emploi de seigle ergoté, j'extrairais de mes propres notes plusieurs cas dans lesquels j'ai été appelé par des sages-femmes pour extraire, à l'aide du forceps, des enfants morts depuis plus ou moins longtemps ; mais le professeur Brachet (de Lyon), déclare dans une note relative à l'ouvrage du docteur Bouchut, avoir dans trente-trois ans de pratique, rappelé à la vie plus de vingt enfants nouveau-nés [1] ; le professeur Godefroy (de Rennes) signale dans le compte-rendu de sa clinique obstétricale pour l'année 1840, que sur 104 accouchements, il a observé deux morts pendant le travail, et que trois garçons nés très-faibles moururent presque de suite [2] ; le professeur Villeneuve, dans le compte-rendu de sa clinique obstétricale à Marseille, depuis le 1er octobre 1840 jusqu'au 1er octobre 1841, fait observer que sur 87 enfants nés dans son service, deux ont présenté les signes de l'asphyxie apoplectique [3].

Mais à quoi bon énumérer minutieusement des faits de ce genre ? Ils sont tellement communs, que les auteurs qui se sont occupés des maladies des enfants, en ont tous fait la base de divers chapitres consacrés soit à l'apoplexie soit à l'asphyxie des nouveau-nés. Indépendamment, en effet, de ce qu'ont dit à ce sujet Capuron et Gardien, le professeur Velpeau reconnaît[4] que le fœtus peut naître faible ou même dans un état de mort apparente, Billard dit : « Quelques enfants naissent dans un tel état de pléthore sanguine, que tous les organes, et surtout le cœur, le foie et les poumons, sont le siége d'une congestion considérable, et cette congestion augmentant dans les poumons,..... ne manque pas de suspendre la respiration et de produire une véritable asphyxie... Beaucoup d'enfants naissent dans cet état... Cet état de turgescence provient

---

[1] *Gazette médicale de Lyon*, tom. 1, pag. 208.

[2] *Annales d'obstétrique*, par MM. Andrieux (de Brioude) et Lubanski, tom. I, pag. 195.

[3] *Annales d'obstétrique*, tom. II, pag. 36.

[4] *Traité complet de l'art des accouchements, avec un abrégé des maladies qui compliquent la grossesse, le travail et les couches, et de celles qui affectent les enfants nouveau-nés*, tom. II, pag. 577.

le plus souvent de la difficulté et de la longueur de l'accouchement . [1]»

Enfin, le professeur Cruveilhier a consigné dans son grand ouvrage d'anatomie pathologique des considérations générales sur l'apoplexie des nouveau-nés, qui démontrent avec la plus grande évidence les dangers que court l'enfant nouveau-né, par le seul fait de l'accouchement, et sans que l'on puisse accuser le seigle ergoté. Voici, en effet, comment s'explique le professeur Cruveilhier dans sa quinzième livraison: « Il résulte des recherches que j'ai faites à la Maternité, sur la cause de la mort des enfants nouveau-nés, que l'apoplexie est la cause de la mort d'un bon tiers des enfants qui, pleins de vie pendant le travail, succombent pendant l'accouchement..... La cause de l'apoplexie des enfants, pendant le travail de l'accouchement, est impossible à déterminer dans un grand nombre de cas. Ce n'est point l'application du forceps; bien loin de là, je suis convaincu que le forceps prévient un grand nombre d'apoplexies. Est-ce la longueur du travail? Cela est probable pour la grande majorité des cas. »

On n'a d'ailleurs qu'à lire avec attention ce que le professeur Moreau a écrit sur la rétrocession ou recul de la tête du fœtus, qui, arrivée au détroit périnéal chez les femmes primipares, se présente plusieurs fois et même pendant des heures entières, dit-il[2], pour rester convaincu du danger que court la vie du fœtus pendant ce temps, et de l'avantage qu'il y a à abréger celui-ci, et surtout de raviver les douleurs, puisque aussitôt que les douleurs cessent, la tête éprouve un mouvement de recul et remonte dans le vagin, ajoute M. Moreau. Comment, après une appréciation aussi exacte des phénomènes de l'accouchement, ce savant professeur peut-il avoir tant de réserve dans l'emploi d'une substance médicamenteuse dont l'efficacité est aujourd'hui constatée par des milliers de faits, et qui, pour être utile, n'a besoin que d'être soumise aux règles de l'opportunité, comme le sont le quina, l'émétique et le forceps lui-même, dont il constate l'abus[3]? Comment le professeur Moreau peut-il reconnaître que ce n'est pas sans danger qu'on expose une femme très-faible à consumer le peu de forces qui lui restent, l'épuisement ne portant pas toujours sur les muscles seulement, et l'utérus pouvant lui-même en être atteint, au point que sa faculté contractile soit presque entièrement anéantie[4], sans recourir plus souvent qu'il ne le fait et ne le conseille au seigle ergoté, substance qu'il avoue[5] *loin d'être inactive ?* Comment peut-il déclarer que si l'art n'intervenait point

---

[1] *Traité des maladies des enfants nouveau-nés et à la mamelle*, pag. 554.
[2] *Traité pratique des accouchements*, tom. II, pag. 65.
[3] Ouvrage cité, pag. 151.
[4] Ouvrage cité, pag. 167.
[5] Ouvrage cité, pag. 149.

alors; quand on a vainement essayé pendant quelque temps de ranimer les douleurs languissantes, le travail deviendrait si long et si pénible, que l'existence de la mère et celle du fœtus pourraient être compromises [1], sans essayer plus qu'il ne le fait et ne l'enseigne, de ranimer les douleurs languissantes par l'emploi de la substance médicamenteuse qui jouit, au plus haut point, de cette propriété? Vainement le professeur Moreau prétexte-t-il que les contractions utérines déterminées ou plutôt provoquées par l'ergot de seigle ont un caractère en quelque sorte pathologique; qu'au lieu d'être intermittentes, comme les contractions normales, elles sont continues, avec des moyens d'exacerbation, et que, en raison de leur permanence, elles doivent entraver, suspendre même la circulation utéro-placentaire, et, pour peu que cet état se prolonge, amener la mort du fœtus (pag. 150).

Il est bien vrai que les contractions utérines provoquées par l'ergot de seigle ont un caractère spécial de permanence, en quelque sorte pathologique; elles ont cela de commun avec les contractions gastriques provoquées par le tartre stibié et avec les effets de dilatation provoquée par la belladone dans certaines fibres circulaires de l'économie. Tout cela a même reçu des thérapeutistes le nom de *pathologie du remède;* mais, comme l'émétique et la belladone, le seigle ergoté n'a qu'une action de courte durée; et cette courte durée d'action ne permet pas de lui attribuer la mort du fœtus, car il est loisible à l'accoucheur d'imiter la Nature dans l'intermittence des contractions utérines, et de ne provoquer celles-ci que jusques à certaines limites. A quoi bon, en effet, les maintenir lorsqu'elles sont reconnues impuissantes, et ne pas employer alors le forceps? Au reste, je me propose de soumettre au jugement de l'Académie un nouveau travail, dans lequel je ferai la part des avantages de cet instrument et de ceux que présente l'ergot de seigle.

En attendant, je soutiens que la pression momentanée, quoique permanente, que l'utérus exerce sur tout le corps du fœtus, par suite de l'action du seigle ergoté, est moins dangereuse que la compression indéfiniment prolongée de l'utérus, alors que ce viscère, quoique tombé dans l'inertie, est moulé en quelque sorte sur le corps de l'enfant, par suite de la complète évacuation du liquide amniotique. Dans ce cas, je ne saurais trop le répéter : le seigle ergoté sauve la vie du fœtus en le soustrayant à la compression indéfinie de la matrice, si d'ailleurs la résistance à vaincre pour la tête de l'enfant n'est pas trop grande; et, si cette résistance est trop considérable, le seigle ergoté facilite l'opération du forceps, car cet instrument trouve la tête de l'enfant aussi profondément engagée que possible, ainsi que l'a déjà fait observer M. Levrat-Perroton, dans sa brochure publiée en 1857.

---

[1] Ouvrage cité, pag. 168.

Tels sont, Messieurs, les nouveaux faits et les nouvelles réflexions que j'ai l'honneur de vous soumettre, pour démontrer non-seulement l'innocuité du seigle ergoté quand il est administré à propos, mais encore son efficacité pour accélérer l'accouchement en cas d'inertie utérine, et pour sauver la vie du fœtus quand elle est menacée par l'exès de lenteur dans le travail de l'enfantement. M. Danyau lui-même a reconnu, en effet, dans votre séance du 1er octobre 1850, que les accidents que l'on reproche au seigle tiennent moins à la substance qu'à la manière de l'administrer, et il a fait observer avec raison qu'il en est de même de la plupart de nos moyens thérapeutiques ; qu'un bon diagnostic, un à-propos bien saisi, une indication bien remplie assurent des succès aux uns, tandis que d'autres ne rencontrent que des revers, faute de connaissances suffisantes, de tact et d'attention [1].

J'aime à croire que la lecture de mon travail vous donnera la mesure de la circonspection avec laquelle j'emploie le seigle, qui n'est pour moi, en quelque sorte, qu'un succédané ou un auxiliaire du forceps, et que je suis loin d'administrer à tout propos, puisque je ne l'ai employé que *vingt-neuf* fois sur treize cents accouchements, en vingt-trois ans.

Dans cette douce confiance, je vous prie de vouloir bien agréer, Messieurs, l'assurance de ma respectueuse considération.

Montpellier, 20 octobre 1857.

---

[1] *Bulletin de l'Académie nationale de médecine*, tom. XVI, pag. 14.

RAPPORT

LU A L'ACADÉMIE IMPÉRIALE DE MÉDECINE,

DANS LA SÉANCE DU 24 MAI 1859;

Par M. DANYAU.

M. le docteur Chrestien, agrégé de la Faculté de Montpellier, avait adressé, il y a quelques années, à la Compagnie un mémoire dans le but de démontrer l'innocuité et même les avantages du seigle ergoté dans l'accouchement[1]. C'était une réunion de dix-neuf observations que votre commission, dont j'avais l'honneur d'être l'interprète, avait lues avec attention, et dont elle avait signalé les lacunes, et par conséquent l'insuffisance. En faisant suivre l'impression de son mémoire d'un rapport dans lequel la part de la critique l'emportait sur celle de l'éloge, M. le docteur Chrestien avait fait preuve d'une grande déférence pour l'opinion de l'Académie. Mais il n'en restait pas moins convaincu, et tout prêt à revenir à la charge avec une nouvelle série de faits pour nous convaincre. Sa présente communication est un nouveau mémoire à consulter adressé sous forme de lettre à l'Académie, un nouveau plaidoyer en faveur du seigle.

Le travail de M. Chrestien se compose de deux parties. Dix observations détaillées forment la première; c'est, à proprement parler, la substance du mémoire. La seconde est consacrée à prouver longuement ce qui n'est contesté par personne, à savoir : qu'avant la découverte des propriétés obstétricales du seigle ergoté, il arrivait quelquefois que l'enfant succombait pendant le travail, et que, de nos jours même, pareil malheur arrive encore sans que l'ergot ait été administré. Ne sont-ce pas là des vérités reconnues et qui n'ont plus besoin de preuves ? A quoi bon dès-lors de longues citations tirées des œuvres de Mauriceau, Delamotte, Levret, Smellie, Baudelocque, etc., à l'appui de la première, et quelques observations inédites à l'appui de la seconde ? Sur ces deux points, tous les accoucheurs sont de l'avis de M. Chrestien; mais il en est un sur lequel, quant à nous, nous ne saurions tomber d'accord avec lui : loin de croire à l'enthousiasme des maîtres qu'il cite pour le seigle ergoté, s'il eût été en usage de leur temps, nous sommes convaincus

---

[1] *Bulletin de l'Académie*, tom. XIX, pag. 50.

qu'ils nous auraient fait une loi et qu'ils nous auraient donné l'exemple de la réserve, et que nous compterions quelques grandes autorités de plus en faveur de notre opinion.

Laissons donc de côté cette seconde partie du travail de M. Chrestien ; arrivons aux faits nouveaux qu'il nous communique, à ses vrais arguments. Toutefois, avant de passer à l'examen de cette nouvelle décade, je désire faire quelques remarques préliminaires.

Supposons d'avance que les dix observations nouvelles de M. Chrestien soient parfaitement démonstratives de l'innocuité et des avantages du seigle, quelle devra être la conclusion : qu'il en sera toujours ainsi ? Entre les mains de M. Chrestien peut-être, qui doit sans doute au choix des cas, à celui du moment, à toute une réunion d'heureuses circonstances d'une part, et d'autre part à une exacte surveillance après l'administration de l'ergot, les succès qu'il a obtenus, et qui saura, par les mêmes moyens, s'en assurer d'autres. On ne peut pas moins attendre, en effet, d'un agrégé de la Faculté de Montpellier, d'un professeur d'obstétrique, d'un praticien expérimenté qui, malgré son zèle en faveur du seigle, ne saurait être accusé d'une prédilection aveugle, puisqu'en vingt-trois ans, sur 1300 accouchements, il ne l'a administré que 29 fois, c'est-à-dire dans la faible proportion de 2,2 pour 100. Que d'autres ne puissent pas être aussi heureux que M. Chrestien, c'est ce que nous sommes loin de prétendre, et notre honorable confrère nous rend à nous-même, si défiant à l'endroit du seigle, la justice de reconnaître que nous ne repoussons pas l'administration éclairée de ce médicament ; nous ne combattons que l'emploi si souvent aveugle qu'on en fait dans la pratique. M. Chrestien a su être heureux et vient nous faire part de ses succès ; mais combien n'ont pas su l'être, et qui, si dans une question de ce genre chacun venait faire de sincères aveux, auraient de tristes résultats à nous raconter ! Comment se fait-il, en effet, et c'est une bien juste remarque de M. le docteur Deville, que tant de praticiens, d'abord partisans du seigle, y renoncent à mesure qu'avec les années ils ont acquis plus d'expérience ; et n'en est-il pas de jeunes encore (j'en connais et j'en pourrais citer) qui ont appris à leurs dépens ce qu'il faut penser au moins de la constance de cette innocuité si vantée ? Plusieurs causes donnent ici lieu à l'abus ; la possibilité pour tout le monde de prescrire le seigle ; l'impatience qui fait si facilement céder à la tentation ou aux instances ; l'extrême facilité de moyen qui ne demande aucune habileté manuelle dans une pratique spéciale qui en exige incontestablement beaucoup ; son extrême simplicité comparée à l'idée et à l'appareil d'une opération qui effraye les femmes, inquiète les familles, et qu'on ne peut quelquefois, faute de capacité légale, pratiquer, ou, faute d'autorité suffisante, faire accepter ; enfin, j'ajouterai, et ce n'est pas le moins grave, les succès fréquents, ceux publiés par d'autres ou ceux dont on a été témoin soi-même, surtout ceux qui, obtenus en dehors des règles, et il y en a de ce nombre, conduisent trop souvent à l'aveuglement et à la témérité.

Qui sait si nous ne trouverons pas de ces succès qu'on pourrait dire d'un exemple dangereux, dans la décade de M. Chrestien? Ces dix observations se divisent en deux catégories : la première comprend les cas, au nombre de six, dans lesquels le seigle a évidemment accéléré l'expulsion de l'enfant; la seconde est composée des quatre derniers, dans lesquels l'action du médicament a été insuffisante. Des six cas de la première catégorie, cinq ont été complètement heureux; mais, circonstance à noter, condition bien favorable pour le salut de l'enfant, l'expulsion ne s'est pas fait attendre, à partir de l'administration du seigle, plus d'une heure, une heure cinq minutes, quarante-cinq à cinquante minutes; trois des femmes étaient primipares, deux multipares. Chez l'une des primipares, sept heures après la rupture artificielle des membranes, la tête descend sur le plancher du bassin; à peine une heure après on perd courage, le seigle est donné. Était-il bien nécessaire? Un peu de patience, quelques encouragements, n'auraient-ils pas suffi? Chez la seconde, à six heures du matin, la dilatation égale le diamètre de *la plus grande de nos pièces de monnaie* (une pièce de 5 fr. sans doute). Quand se compte-t-elle? quand l'orifice est-il franchi? à quel moment les contractions deviennent-elles expulsives? Nous l'ignorons. A dix heures le seigle est donné pour inertie. Quatre heures seulement s'étaient écoulées entre le moment où la dilatation était si peu avancée et celui où le seigle est administré. Est-il bien sûr qu'on n'eût plus rien à espérer de la puissance de la nature, qu'on ne dût pas compter sur le réveil spontané des contractions? Quelques détails malheureusement vrais, et dont l'absence nous empêcherait certainement de proposer ce fait et quelques autres pour exemples, laissent, comme on le voit, indécis plusieurs points qui ne sont pas sans importance. — Dilatation complète au bout de cinq heures de travail; deux heures plus tard, l'accouchement paraît sur le point de se faire, tant la tête est déjà avancée; mais après deux heures les douleurs s'éloignent et diminuent; deux nouvelles heures d'inutile attente ne laissant point de doute sur l'inertie, le seigle est donné, et la tête, depuis longtemps à la vulve, est bientôt expulsée; l'enfant naît vivant. Telle est l'histoire bien complète de la troisième primipare. Cette observation ne laisse rien à désirer. Quant aux deux multipares, chez l'une, six heures d'attente à partir du moment où les contractions deviennent expulsives, six heures d'infructueux efforts, qui deviennent à la vérité de plus en plus faibles, rendaient l'intervention de l'art indispensable; le seigle est préféré au forceps, et le succès donne gain de cause à l'honorable accoucheur. Chez l'autre, l'accouchement retardé par la position occipito-iliaque postérieure plus peut-être que par une inertie véritable, se termine promptement après l'administration de l'ergot, dont l'indication peut-être, mais non certes les bons effets et l'innocuité ne sauraient être contestés dans ce cas.

Mais que dirons-nous maintenant du sixième cas de cette première catégorie (5e observation)? Il s'agit ici d'une primipare chez laquelle, après douze heures de travail, M. Chrestien, trouvant l'hymen intact, l'incise, puis, pour arriver à l'orifice utérin, qu'il ne peut atteindre à cause de l'étroitesse du vagin, dilate forcément ce canal pendant deux heures avec les doigts, reconnaît alors (il était cinq heures du soir) une dilatation de la grandeur d'une pièce de 5 fr., et une présentation du sommet en position occipito-cotyloïdienne gauche, et donne dès six heures le seigle. Les douleurs, dès la première dose, se succèdent *sans interruption,* et la femme accoucha à sept heures un quart, d'une fille dans un état d'asphyxie qui ne se dissipa qu'après des soins prolongés. Sous aucun rapport, nous ne saurions donner la conduite de M. Chrestien, dans ce cas, comme exemple à suivre. Pour ne parler que de l'administration du seigle, c'est, en définitive, un cas de succès, puisque l'enfant a vécu; mais un peu plus, avec ces *douleurs sans interruption,* la mort n'aurait-elle pas eu lieu; et qui d'avance aurait pu répondre qu'un quart d'heure, une demi-heure ou davantage n'auraient pas encore été nécessaires pour amener la terminaison de l'accouchement, dans les conditions où se trouvaient l'orifice utérin, le vagin, le plancher du bassin et la vulve? Voilà un cas de succès que je ne crains pas de dire d'un exemple dangereux. En vain M. Chrestien prétendra-t-il que l'état d'asphyxie que l'enfant a présenté à sa naissance était dû à la longueur du travail et non au seigle. Croit-il donc que pendant les quatorze heures de travail écoulées, au moment où il constatait que l'orifice avait le diamètre d'un petit écu, l'enfant avait réellement souffert, et pense-t-il que les deux heures et quart qui se sont passées ensuite jusqu'à la terminaison de l'accouchement puissent être considérées comme un temps bien long et qui eût suffi pour compromettre la vie du fœtus s'il n'eût été sous l'influence du seigle, soumis à la constante et fâcheuse pression résultant de contractions *non interrompues?* Il n'est personne, nous ne craignons pas de le dire, qui, sur ces deux points, partage son opinion; et, quant à nous, nous n'hésitons pas à ranger ce fait dans la catégorie de ceux qui démontrent le danger du seigle dans certaines circonstances, comme nous l'avons fait pour deux cas de son premier mémoire, et au sujet desquels nous n'avons aucune raison de rétracter l'opinion formulée et bien convaincue que nous avons exprimée. En sorte que, sur vingt-neuf cas d'administration du seigle pour hâter l'accouchement qui nous ont été communiqués par M. Chrestien, on peut compter un cas de mort pendant le travail, un cas de mort apparente, qui, malgré le rappel à la vie, fut suivi plus tard de mort réelle, enfin un cas de mort apparente après lequel on obtint heureusement une résurrection complète et définitive. Est-ce donc là une statistique qui démontre l'innocuité du seigle ergoté ?

Nous avons maintenant bien peu de chose à dire des cas où le seigle aurait été administré sans succès, si ce n'est que probablement nous eussions fait, de prime-abord, ce que M. Chrestien n'a fait qu'en second lieu. Nous reconnaissons volontiers que, dans ces quatre cas, le seigle n'a pas produit d'accidents, ce qui s'explique, pour l'un, par l'absence d'effet sensible ; pour les autres, par la nature non toujours ergotique des contractions provoquées et par leur assez courte durée.

Mais il est une remarque sur laquelle nous voulons, en terminant, insister. Elle est relative au motif que, dans la plupart de ses observations, M. Chrestien invoque pour justifier l'administration du seigle. Nous croyons qu'il n'y a guère d'accoucheurs qui ne regardent comme condition indispensable de l'emploi de l'ergot un état satisfaisant de la circulation fœtale, tant sous le rapport de la force que sous celui de la régularité et de la fréquence des bruits cardiaques. Tout au contraire, M. Chrestien considère la faiblesse de cette circulation, c'est-à-dire la souffrance du fœtus, comme une indication. Il n'est personne assurément qui se range à son avis. Mais, dira-t-on, ses observations sont là pour répondre. Ne leur faisons pas dire pourtant plus qu'elles ne disent. Pour nous, nous ne pouvons croire que l'enfant souffrît déjà dans les cas où il a prescrit le seigle. Les bruits du cœur étaient faibles ; mais leur force avait-elle été constatée au début du travail ?

Et d'ailleurs, le silence absolu de l'auteur sur la régularité et le degré de fréquence des pulsations fœtales, si essentielles à constater pour ce diagnostic spécial, ne donne-t-il à penser, indépendamment du résultat, que la circulation du fœtus n'était pas modifiée au point de démontrer un état de souffrance réelle, circonstance bien heureuse sans doute et à laquelle M. Chrestien doit certainement quelques-uns de ses succès.

Nous ne croyons pas que M. Chrestien ait démontré l'innocuité absolue du seigle. C'était là surtout ce qui était en cause ; quant aux avantages dans un certain nombre de cas bien déterminés, ils ne sauraient être mis en doute. Nous n'en devons pas moins des éloges à l'honorable agrégé de Montpellier pour le zèle dont il a fait preuve dans une question aussi importante que celle de l'administration du seigle dans la pratique des accouchements. Et nous avons en conséquence l'honneur de vous proposer :

1° De lui adresser une lettre de remercîments pour sa communication;

2° De déposer son mémoire dans les archives de l'Académie.

— Les conclusions de ce rapport sont mises aux voix et adoptées par l'Académie.

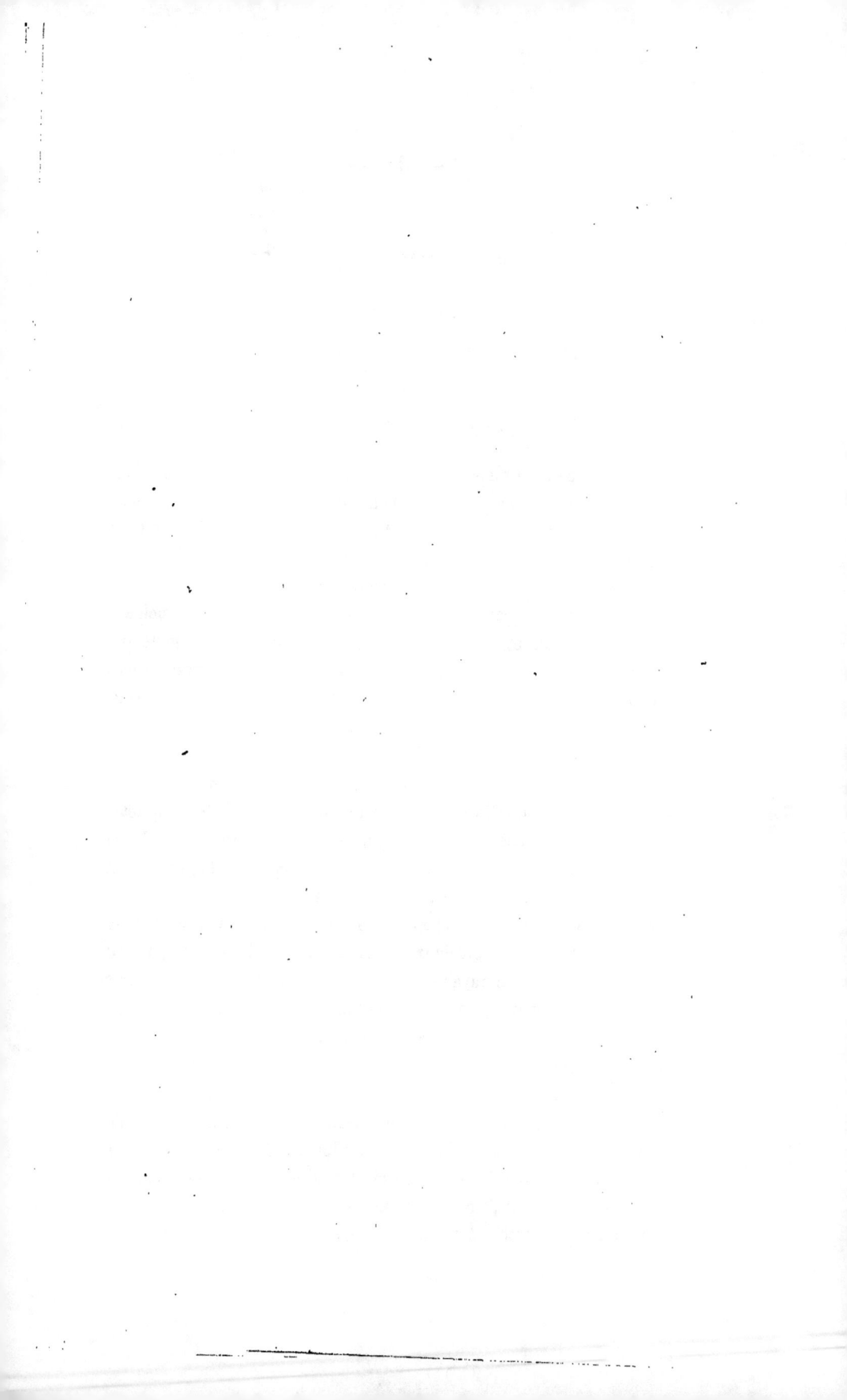

TROISIÈME LETTRE

A MESSIEURS LES MEMBRES

DE L'ACADÉMIE IMPÉRIALE DE MÉDECINE DE PARIS.

MESSIEURS,

Je viens de lire le rapport que M. Danyau a bien voulu faire, dans votre séance du 24 mai, sur un second travail que j'avais eu l'honneur de vous soumettre, le 27 octobre 1857, pour prouver l'innocuité et même les avantages du seigle ergoté, quand il est administré à propos ; et je ne saurais vous dire quel a été mon étonnement de voir l'honorable Rapporteur ne pas prendre la peine de vous faire une analyse quelconque de la seconde partie de mon nouveau mémoire, sous prétexte que personne ne conteste qu'avant la découverte des propriétés obstétricales du seigle ergoté, l'enfant succombait quelquefois, je dirai même souvent, pendant le travail, et que, de nos jours même, pareil malheur arrive encore sans que l'ergot ait été administré.

Si, en effet, ce sont là des vérités reconnues et qui n'ont plus besoin de preuves, ainsi que le dit M. Danyau, la découverte des propriétés obstétricales du seigle ergoté est d'une utilité incontestable, et il ne reste plus qu'à préciser les circonstances de son opportunité, comme on l'a fait pour l'émétique, l'opium, la saignée, et autres moyens thérapeutiques aussi dangereux et meurtriers dans des mains inhabiles ou même criminelles, que précieux quand ils sont employés à propos. Au reste, la partie de mon travail sur laquelle M. Danyau n'a pas cru devoir fixer votre attention, ne contient pas seulement de longues citations, que vous connaissez tous, de Mauriceau, Delamotte, Levret, Smellie et Baudelocque ; elle ne renferme pas seulement des observations inédites et que j'ai tout exprès empruntées à d'honorables confrères ; mais cette seconde partie de mon second travail signale l'inconséquence de Capuron, qui reconnut, d'une part, l'inertie de la matrice, alors même que les forces de la femme en travail ne sont pas épuisées, et qui, d'un autre côté, enseignait que ce serait perdre un temps précieux que de chercher à ranimer les douleurs du travail, sous prétexte que le seigle ergoté est une substance trop irritante pour l'estomac et les intestins. Cette inconséquence de Capuron est même démontrée flagrante, je le crois du moins, par le ton de vérité avec lequel il peint les dangers que court, pour l'ordinaire, l'enfant, au moment de sa naissance, et qui sont d'autant plus imminents que le travail de l'accouchement est plus long.

La seconde partie de mon second travail, sur laquelle M. Danyau a cru inutile de vous rien dire, signale encore l'inconséquence du professeur Moreau, qui, d'une part, reconnaît que l'on n'expose pas sans danger une femme très-faible à consumer le peu de forces qui lui restent ; qui, d'un autre côté, retrace avec une exactitude remarquable les difficultés qu'a la tête du fœtus pour franchir le détroit périnéal, et qui, après tout cela, emploie et conseille si peu le seigle ergoté, sous prétexte que les contractions utérines provoquées par cette substance ont un caractère en quelque sorte pathologique. Tout en convenant de ce fait, je fais observer que l'action du seigle ergoté est tout aussi passagère que celle du tartre stibié et de la belladone, et que par conséquent elle n'est pas plus dangereuse que celle de ces substances médicamenteuses, si elle est employée dans de justes limites.

Dans la seconde partie de mon second travail, sur laquelle M. Danyau vous a seulement émis son opinion d'inutilité, sans justifier cette opinion par aucun fragment, par aucun extrait, j'ai consigné les témoignages de Brachet, de MM. Godefroy (de Rennes), Villeneuve (de Marseille), et Velpeau, qui attestent tous avoir vu un assez grand nombre de cas d'enfants mort-nés en dehors de l'administration du seigle ergoté. J'ai même cité un passage du *Traité des maladies des enfants nouveau-nés*, par Billard, qui n'hésite pas à attribuer la turgescence viscérale déterminant la mort à la prolongation du travail de l'accouchement ; et j'ai rapproché de ce passage de Billard ce que dit votre honorable président actuel, dans la quinzième livraison de son grand et magnifique ouvrage d'*Anatomie pathologique*, au sujet de l'apoplexie des nouveau-nés, à laquelle succombe un bon tiers de ces petites créatures, *pleines de vie avant le travail*.

Voyez maintenant, Messieurs, si l'honorable Rapporteur a eu tort ou raison de ne pas motiver autrement qu'il ne l'a fait le silence qu'il a gardé sur la seconde partie de mon second travail. Quant à moi, je l'avais crue propre à prouver l'innocuité du seigle ergoté, puisque la mort des nouveau-nés, que les antagonistes de cette substance ont signalée à M. le Préfet de la Seine comme résultant la plupart du temps de son emploi, a lieu si souvent en dehors de toute administration de l'ergot de seigle, que Capuron s'étonnait que *la mort ne soit pas toujours le résultat de la naissance.*

Quant à la critique à laquelle l'honorable Rapporteur a bien voulu se livrer dans l'examen de la première partie de mon second travail, la considérant je ne sais trop pourquoi comme la substance du mémoire, c'est principalement sur le cinquième membre de ma *décade* que cette critique s'est le plus appesantie Je l'avais d'ailleurs prévu, et j'avais pris soin de vous en prévenir à différentes fois, et notamment à propos d'une observation de Delamotte ayant plusieurs points d'analogie avec la mienne. Mais, malgré ma prévision, malgré les précautions que j'avais prises pour vous faire apprécier ce fait sous son véritable jour, il ne vous a été permis que de connaître l'opinion de M. Danyau, qui ne considère pas comme un temps bien long et suffisant pour compromettre la vie du fœtus, s'il n'eût été sous l'influence du seigle, les deux heures et un quart qui se sont écoulées depuis le moment où je constatai la dilatation suffisante des parties génitales, jusqu'à celui de l'expulsion de la tête du fœtus. M. Danyau va même jusqu'à se demander si avec les douleurs *sans interruption* la mort n'aurait pas pu survenir, pour peu que cette durée se fût un peu plus prolongée?

La manière dont cette question est posée me fait regretter de plus en plus que l'honorable Rapporteur, craignant sans doute de fatiguer votre attention, ait pris sur lui de vous interpréter le fait, au lieu de vous en donner une connaissance exacte. Vous auriez vu, en effet, que si les contractions utérines se sont succédé sans interruption dès la première dose du seigle ergoté, administrée à six heures du soir, elles ont paru se ralentir à sept heures moins quelques minutes, tellement que, pressé de soustraire le fœtus à la compresssion utérine, je fus tenté de l'extraire à l'aide du petit forceps de Smellie, que j'avais tout prêt. Mais, la famille me priant de réitérer l'emploi du seigle ergoté, dont elle venait d'apprécier les bons effets, et une *interruption* ou du moins un ralentissement ayant eu lieu dans les contractions utérines, j'y consentis, et 50 centigrammes furent à peine administrés, que les contractions utérines se ravivèrent et l'accouchement eut lieu. J'aime à croire que si vous aviez connu tous ces détails, vous n'auriez pas approuvé cette phrase du rapport : « Voilà un cas de succès que je ne crains pas de dire d'un exemple dangereux. »

Ne m'est-il pas permis de nourrir cet espoir, en présence du fait suivant ?

Le 12 juin 1854, je fus appelé par le docteur Rouquette fils, aux environ de Mèze, pour la femme Jarré, que j'avais vue quelques années auparavant atteinte d'une fistule vésico-vaginale, conséquence d'un de ces accouchements laborieux et lents, dans lesquels l'action bienfaisante du seigle ergoté n'est pas utilisée. Cette femme, âgée de 56 ans, était redevenue enceinte, et elle avait les douleurs de l'enfantement depuis 48 heures, quand le docteur Rouquette m'écrivit. Par suite de cautérisations qui avaient été pratiquées à l'effet de guérir sa fistule, son vagin était oblitéré et la vulve elle-même était considérablement rétrécie. En présence de cet obstacle à la libre sortie du fœtus, le docteur Rouquette avait administré quelques centigrammes d'extrait d'opium, pour calmer les contractions utérines et empêcher une rupture de la matrice, qui aurait pu survenir si les efforts d'expulsion s'étaient continués. A mon arrivée auprès de cette femme, vers minuit, je la trouvai parfaitement calme, les contractions utérines ayant cessé. J'incisai profondément, en croix, le tissu inodulaire de l'ancienne fistule vésico-vaginale, et je recommandai au docteur Rouquette d'interposer des tentes ou des bourdonnets de charpie dans les lèvres de mes incisions, afin de maintenir ouverte la voie que je venais de pratiquer au nouvel être qui devait tôt ou tard sortir par là. Au bout de huit jours, la femme Jarré, quoique souffrante, put quitter la campagne où le docteur Rouquette et moi l'avions vue, et elle se fit porter à Lunel-Viel, pour s'y faire soigner par des parents qu'elle y avait. Sa santé s'y rétablit, en effet, à tel point qu'elle put bientôt vaquer à ses affaires ; et, le 1er août, lavant du linge à quelque rivière voisine du village, elle accoucha inopinément d'un enfant mort.

N'est-il pas évident que les circonstances qui ont contraint à tâcher de ralentir les contractions utérines, plutôt que de les favoriser ou les accroître, chez cette femme, sont cause du séjour prolongé du fœtus dans le sein de sa mère, et par conséquent de sa mort ? L'expectation, lorsqu'elle n'est pas impérieusement prescrite, est donc tout aussi dangereuse que des contractions utérines trop longtemps prolongées ; et Peu avait parfaitement raison de conseiller aux accoucheurs le mariage de la douceur et de la violence. M. Danyau aura beau vous dire que ce précepte, par moi rappelé dans la seconde partie de mon second travail, est connu : je n'en persiste pas moins à regretter que l'honorable Rapporteur ait pris sur lui de passer à pieds-joints sur cette seconde partie ; et je vous prie instamment de vouloir bien publier ma lettre dans votre *Bulletin*.

En attendant, veuillez agréer, Messieurs,
l'expression la mieux sentie de ma respectueuse
considération.

P. S. L'observation de la femme Jarré étant une nouvelle pièce au débat pendant entre M. Danyau et moi, je suis heureux de pouvoir prouver par la lettre de M. Rouquette que cette observation n'a pas été par moi inventée pour le besoin de la cause. Seulement, je vous prie de vouloir bien me la renvoyer.

Montpellier, 8 juin 1859.

Cette observation me fut renvoyée avec la plus grande exactitude ; mais elle ne fut pas même mentionnée dans le procès-verbal de la séance, où elle aurait dû pourtant être communiquée. Même silence fut gardé à l'égard de la 3ᵉ Lettre qu'on vient de lire, et j'eus vainement recours à l'intervention officieuse de l'un des membres du Bureau : il me fut démontré par sa réponse que certaines oreilles académiques sont inaccessibles aux récriminations, quelque justes que soient celles-ci. Le seul parti que j'eusse à prendre, était donc de publier toutes les pièces du procès pendant entre M. Danyau et moi, au sujet du seigle ergoté, en rappelant l'avis qui se trouve en tête du tome XXV du *Bulletin de l'Académie impériale de médecine* : « L'Académie croit de-»voir rappeler qu'elle n'a jamais entendu adopter que les con-»clusions des rapports qui lui ont été soumis, et qu'à l'avenir elle »maintiendra ce principe. »

Cette déclaration de l'Académie me met parfaitement à l'aise et me permet de ne plus craindre d'être irrévérencieux envers la docte Compagnie [1], en cherchant à prouver que son Rapporteur,

---

[1] M'étant plaint à l'Académie, en 1851, de ce que M. Lagneau n'avait pas encore fait le rapport dont il avait été chargé, à l'occasion d'un mé-

dans la séance du 24 mai 1859, a perdu de vue le titre de m
mémoire « De l'innocuité du seigle ergoté, *quand il est adm
nistré à propos* »; et que si j'ai eu la justice de reconnaître, da
ma première lettre, que M. Danyau ne repousse pas l'administr
tion éclairée du seigle ergoté, cet honorable Académicien aurait
avoir la justice de reconnaître aussi que je ne saurais approuv
l'emploi si souvent aveugle que certains ou mieux certaines
font dans la pratique.

Grâce à la déclaration de l'Académie, je puis, sans craind
d'être irrévérencieux envers la docte Compagnie, chercher
prouver que M. Danyau s'est trompé en disant juste une remarq
fort hasardée de M. le docteur Deville, savoir : que « tant de pr
ticiens, d'abord partisans du seigle, y renoncent à mesure qu'av
les années ils ont acquis plus d'expérience. » En effet, à pein
le rapport de M. Danyau a été connu à l'étranger, que le docte
John Woods Beck (de Belfast, en Irlande), médecin que je n'
nullement l'honneur de connaître, m'a spontanément écrit avo
administré le seigle ergoté 231 fois sur 1640 accouchemen
qu'il a faits en quatorze ans, et n'avoir observé qu'un cas da
lequel il soit possible de *blâmer* l'ergot. Retranchant de ces 23
cas 83 dans lesquels il y eut emploi d'instruments, implantatio
vicieuse du placenta et autres causes capables d'affecter la vie d
l'enfant, le médecin irlandais me dit que, sur les 148 cas re
tants, il n'a eu que 2 enfants mort-nés. Il s'empressa d'ajoute
que, par contre, il avait observé 68 enfants mort-nés sur 152
accouchements dans lesquels le seigle ergoté n'avait pas été ad
ministré.

Cette lettre, dont je ne saurais trop remercier l'auteur, est d

---

moire que j'avais lu à cette savante Compagnie, le 5 juillet 1842, sur le
préparations d'or de mon Oncle, M. Dubois (d'Amiens), secrétaire généra
de l'Académie, m'écrivit que ma lettre avait paru au Conseil *rédigée dan
des termes peu convenables*, et le *Moniteur des hôpitaux* alla jusqu'à m'ac
cuser d'avoir adressé à l'Académie des injures grossières. Vainement mis-j
MM. Dubois (d'Amiens) et H. de Castelnau au défi de prouver leurs asser
tions, et les sommai-je de reproduire ma lettre : il n'en fut rien. M. Lagnea
n'a pas fait encore son rapport.

18 juillet 1859 ; et, désespérant de la faire parvenir directement
à l'Académie impériale de médecine de Paris, par les mêmes
raisons qui avaient empêché cette savante Compagnie d'avoir
connaissance de ma troisième lettre, dans laquelle était celle du
docteur Rouquette (de Mèze), j'adressai la lettre du médecin
irlandais à l'honorable membre du bureau de l'Académie dont
j'ai déjà parlé. Or, c'est en me la renvoyant scrupuleusement,
le 25 août, qu'il m'avisa de la susceptibilité de certaines oreilles
académiques.

Je puis d'ailleurs citer encore contre MM. Deville et Danyau,
le docteur Robert Revedale-West, qui, d'après le *Bulletin de
l'Académie impériale de médecine de Paris* (séance du 22 novembre 1859), a adressé à l'Académie un numéro du journal
anglais *the Lancet*, dans lequel se trouve un rapport sur l'influence du seigle ergoté dans l'accouchement. Craignant, en
effet, que M. Danyau, à qui ce rapport a été renvoyé, ne mette à
en rendre compte autant de temps qu'il a mis à émettre son avis
sur mes deux travaux relatifs au même sujet, je me suis adressé
à Londres ; et voici la traduction de cet article, publié, non pas
dans le *the Lancet*, mais dans le journal intitulé : *Association
medical* :

DES PRÉTENDUS ACCIDENTS DUS A L'ERGOT DE SEIGLE;

Par M. R. U. WEST [1].

On a beaucoup parlé de l'influence délétère du seigle ergoté
sur le fœtus. Dans le cours d'une pratique obstétricale assez
étendue, j'ai employé ce médicament à peu près trois cents fois,
et je déclare que je n'ai pu constater les effets pernicieux qu'on
lui impute. Dans certains cas, où les douleurs ont été continues,
quelque temps avant l'accouchement, j'ai eu quelque peine à

---

[1] Je dois cette traduction à l'obligeance du docteur R. Falot, l'un de mes
anciens collaborateurs à la *Gazette médicale de Montpellier*. L'article anglais
m'est parvenu, grâce à la peine que le docteur d'Allex s'est donnée pour
aider M. Baillière dans ses recherches.

établir la respiration ; mais si cet effet est dû à cette substance, il peut être aussi produit uniquement par la compression continue exercée sur la tête, effet mécanique tout à fait indirect qu'il n'est pas rare d'observer après un accouchement laborieux, alors que la poudre en question n'a pas été adminstrée.

Mais, dira-t-on, cette fâcheuse influence doit être considérée comme spécifique ; c'est une sorte d'empoisonnement ! J'avoue que, il y a quelques années, j'ai eu l'occasion de constater la mort d'un enfant, à la suite de cette administration ; car le travail était facile, les douleurs se succédaient sans interruption, et l'enfant paraissait avoir vécu avant de voir la lumière. Certes, un fait isolé au milieu de tant d'autres qui donnent lieu à des conséquences contraires, serait une preuve assez faible des effets pernicieux du seigle ergoté. L'observation suivante, recueillie en septembre dernier, prouve au contraire son innocuité, et pourtant je n'aurais pas manqué d'attribuer la mort de l'enfant à l'action du seigle ergoté, sans une circonstance qui se présenta bientôt après.

Arrivé auprès de ma cliente, je constatai que le col était épais, dur et non dilatable. J'attendis quelques heures que cet organe se trouvât dans des conditions plus favorables, et je prescrivis alors une forte dose d'ergot de seigle, à cause de l'insuffisance des douleurs. Une heure après, l'accouchement eut lieu : l'enfant était mort-né. Dans ce cas, les douleurs n'étaient pas continues, et les intervalles étaient si longs et si complets que, entre les deux dernières douleurs qui accompagnèrent la sortie de la tête, il s'écoula au moins cinq minutes. L'enfant paraissait avoir vécu antérieurement à la naissance, et, malgré l'absence des pulsations du cordon, il y avait plénitude des vaisseaux ombilicaux. Ceci, disais-je, est bien une preuve de la malignité spécifique du seigle ergoté. Mais après l'expulsion du premier produit, je reconnus, par la palpation du ventre, qu'il y en avait un second. En effet, un quart d'heure après, cette femme accoucha d'un autre enfant vivant, très-vigoureux, qui vint par les pieds. Concluons qu'il n'y a pas eu ici la moindre influence spécifique sur les deux enfants, surtout sur le second, eu égard au temps plus considérable qu'il a été exposé aux effets pernicieux du médicament. On voit que, dans ce cas, il n'est pas permis de dire : *Post hoc, ergo propter hoc.*

Mon savant ami, M. Grantham, de Burgh-le-Marsh, auquel j'ai raconté ce fait, pense que, dans certaines présentations de la tête, le cordon, bien que ne se trouvant pas en prolapsus, peut se trouver comprimé outre-mesure et d'une manière continue, dans la dernière période du travail. Je signalerai à mon tour l'existence de quelque imperfection organique, grâce à laquelle la vie extra-utérine devient impossible.

Depuis plusieurs années, je suis dans l'habitude de prescrire la décoction de seigle ergoté réduit en poudre grossière à l'aide d'un moulin à café. Je fais bouillir deux drachmes de cette substance dans environ 2 onces d'eau, et j'emploie la décoction provenant du résidu. La dose est presque équivalente à une drachme d'ergot en nature. Depuis longtemps je n'emploie pas d'autre mode d'administration, et je suis rarement obligé de recourir à une deuxième dose.

J'ai la conviction que, prescrit avec les précautions ordinaires, le seigle ergoté ne fait aucun mal à la mère, et je doute fort qu'il puisse nuire à l'enfant.

Alfort, Lincolnshire, 18 février 1854.

Je pourrais invoquer plusieurs autres autorités pour prouver combien peu est fondée l'assertion de MM. Deville et Danyau ; mais, craignant de fatiguer la patience de mes lecteurs, je me borne à signaler l'*Etude botanique et médicale* que le docteur Barlan-Fontayral a publiée en 1855 sur le seigle ergoté, et dans laquelle, après avoir mûrement pesé les arguments des enthousiastes et ceux des détracteurs de cette substance, il résume son opinion en ces termes (pag. 68) : « Nous avons prouvé, contrairement aux avis de MM. Oslère, Thompson, Duchateau, etc., que l'ergot de seigle est utile dans les accouchements difficiles, et qu'il en combat heureusement les dangers comme excitant ;

nous avons de plus démontré qu'il n'est pas nuisible à la mère en travail d'enfantement, et jamais au fœtus lui-même. »

Si, de tous ces témoignages en faveur du seigle ergoté, je rapproche celui de M. Auguste Millot, qui, dans son mémoire couronné par l'Académie, en séance publique et solennelle du 14 décembre 1852, dit textuellement: « Presque toujours, lorsque l'ergot a été employé par une main exercée, la vie de l'enfant est sauve, quoi qu'en aient pu dire quelques accoucheurs », n'aurai-je pas démontré que M. Danyau a mis l'Académie en contradiction avec elle-même, en proposant à cette savante Compagnie d'envoyer dormir mes deux mémoires aux archives? Je remercie beaucoup l'honorable Rapporteur des éloges qu'il a bien voulu me donner ; mais je ne puis pas lui savoir gré d'avoir refusé aux résultats de ma pratique la publicité que j'avais réclamée pour contrebalancer les idées de doute et de méfiance qu'il avait émises lui-même. Puisse donc M. Danyau me pardonner la liberté, que je prends, de publier les nouveaux faits qui me paraissent propres à propager l'emploi du seigle ergoté, et d'en appeler au Public médical, puisque l'Académie impériale de médecine de Paris est hors de cause !

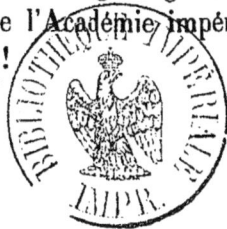